老いるほど若く見える健康法

石原結實

はじめに

米国のスチュワート・バーガーが著書『Forever Young』（永遠の青春）の中で、年を取るほど「外見年齢」の差が大きくなる、と述べている。「最も若く見える人」と「最も老けて見える人」の差は三五歳で一〇歳、四五歳で一二歳、五五歳で一四歳、八五歳で二〇歳……というように。

「外見年齢」は「生理的年齢」を如実に表していることが、日本医大の研究グループが明らかにしている。「若く見える群」は生理的にも肉体的にも若く、逆に「老けて見える群」は種々の検査・機能値が実際に「老化している」ことがわかった由。

同じ身長・体重・体型の「老人」と「若者」を遠くから観察した場合、年をとっているか、若いかは顔を見なくても、その立居振舞でわかる。

若い人の動作が柔らかくスムーズで敏速であるのに反し、老人のそれは硬く、鈍重である。その差はひとえに筋肉の量と質にかかっている、と言ってよい。立居振舞の原動力は筋肉であるから。

よって、日頃ウォーキングやテニス・水泳……等々、何らかの運動に勤《いそ》しんでいる年配者は立居振舞も柔らかく、敏速であるばかりか、顔も目も輝いており、若々しく見えるものだ。


近年、アンチ・エイジング（抗老化）という言葉をよく耳にする。「老化を防ぎ、若さを保つ」食べ物や健康食品、抗酸化食品……等々が種々喧伝《けんでん》されている。

それぞれに効果はあると思われるが、科学的に確実に認められている「アンチ・エイジング」法は「運動」と「少食（空腹）」であるという。

よって、野球やサッカー他、スポーツ選手は俊敏で元気であり、肌艶もよく、目も輝き、とても若々しい。


しかし、どのスポーツより猛練習をする力士たちは、短命だ。五三連勝、優勝三一回、通算一〇四五勝の小さな（一二五kg前後）大横綱と言われた、あの筋肉質で若々しかった千代の富士関は二〇一六年七月三一日に、六一歳の〝若さ〟で亡くなった。

二〇一七年一月場所後には、日本人力士として一九年ぶりに横綱になった稀勢の里の親方（元横綱、隆の里）も五九歳で、彼岸に旅立った。

相撲の神様、六九連勝の双葉山も五六歳で〝早逝〟した。

彼らは体重を増やすために、腹一杯どころか喉一杯まで食べる習慣があるからだ。つまり過食は短命の大きな要因となる。

米国マサチューセッツ工大のL・ギャラン教授は「飢餓（極端な空腹）の時、Sirtuin《サーチュイン》（長寿）遺伝子が活発に働き、若々しさと長寿の原動力になる」と、二〇〇〇年に発表している。

また、空腹の時、胃から〝グレリン〟が産生分泌され、脳の海馬（記憶中枢）の働きをよくして記憶力を増進し、ボケを防ぐことも明らかにされている。

二〇一六年のノーベル医学賞に輝いた大隅良典博士の研究論文「auto《オート》 phagy《ファジイ》」（自食作用）とは、「空腹・飢餓の時に人体を構成する六〇兆個の細胞で、その中に存在する有害物やウイルスなどの病原体が貧食処理され、また、古いタンパクは新しいタンパクに再合成される」というすべての生命体がもつ〝病気治癒〟〝若返り〟の現象である。

本著の中に筋肉運動や少食の大切さと、その実践の仕方について、平易に、しかし詳しく述べた。

私も二〇歳の時に〝三〇歳くらいに見える〟と言われたものだが、週に二、三回五〇年続けているウエイトトレーニングと三〇年続けている一日一食（夕食のみ。朝は人参・リンゴジュースと生姜紅茶、昼食は生姜紅茶）の少食生活のおかげで、六八歳の今日「五〇歳代の後半ですか」とよく言われる。若く見えると嬉しいものだ。

読者の方々も、本書で述べている「若さを保つ法」を一つでも二つでも実践されて、益々お若く、お元気で過ごしていただきたい。

二〇一七年二月

石原結實

目次

第一章 筋肉を強くする

第二章 食を正す

第三章 心を前向きに

本文イラスト／葉月　慧

プロローグ

六八歳の私がぜい肉なし、メタボなし、老眼なしの超健康状態

高校から過敏性腸炎に

私は、幼少時より、蒲柳の質でしょっちゅう発熱し、お腹もよくこわし、両親を心配させたものだ。

小学校高学年から中学時代は、草野球や相撲などに興じ、筋肉もついてくると、ほとんど病気もしなくなり、健康になった。

しかし、高校に入り、大学入試のために激しい勉強を強いられるようになったら、今度は、下痢に悩まされることになった。

いつもトイレにいきたい感じ、排便してもまだ残っている感じが試験や学校の行事などがあると更に悪化する。

外出する時は、トイレの場所を確かめないと不安だ……という症状は、今考えてみると「過敏性腸炎」である。

西洋医や漢方医にも幾度となく受診したが、文字通り薬石効なし。結局、この症状が高校三年間と、大学一年まで、ほぼ毎日続いた。

大学で出会った西医学、キャベツとリンゴのジュース

大学二年の時、民間医学の西医学（西勝造氏が始めた健康法）の小冊子に出合い、青汁が体によいと書いてあったので、早速、キャベツとリンゴをジューサーにかけて作る青汁を飲み始めた。

一カ月もするうちに、便の回数も一日二～三回と減少し、少し形のある便に変わってきた。

玄米菜食＋魚介の食事

そこで、こうした民間医学に興味をもち始め、東大内科教授だった二木謙三博士の『健康への道』や、今年八九歳になられるが超健康でいらっしゃる、世界的な血液生理学者の森下敬一医博の『健康と美容の食生活』などの本をむさぼり読むようになった。

どの本にも「玄米がよい」と書いてある。早速、母に頼んで玄米を炊いてもらい、玄米

菜食＋魚介の食事をするようになった。

するとーカ月もしないうちに四年間悩み続けた宿痾の下痢がピタリと治まり、元気が横溢してきた。

元気になって始めたウエイト・トレーニング

そしたら、何か運動をしてみたくなり、バーベルを使って体を鍛えるウエイト・トレーニングのクラブに入部し、週三回、放課後に練習に勤しんだ。

すると、入部当時はベンチプレスもスクワットも三〇kg挙げるのがやっとだったのに、大学五年の時は、ベンチプレス一〇五kg、スクワット一五五kgを挙げられるようになり、九州学生パワーリフティング大会の軽量級（当時体重五八・八kg）で、優勝することもできた。

大学院で白血球（免疫力）の研究

大学を卒業して、血液内科を専攻する医局に入り、毎日白血病や悪性リンパ腫、再生不良性貧血など、当時は治癒率がとても低かった病気の患者さんの治療にあたった。

この治りにくい（というより、当時は治らない）病気の治療で一生過ごすのか、と思うと憂うつになり、玄米食や青汁で持病を治した体験もあったので、予防医学を勉強するため、研修医生活が終わった時、一念発起をして、大学院を受験した。

大学院では、日常の運動・スポーツや食生活が白血球の力（免疫力）にどう影響するかについて、朝から晩まで、顕微鏡下の白血球の動きや貪食力を見ながら四年間過ごした。

白血球の力（免疫力）は、運動後や入浴後にとくに増大することを当時発見することができた。

アメリカの自然食運動、コーカサスの長寿村、スイスの自然療法病院、モスクワの断食病院に

研究の合間に時間ができると、アメリカの自然食運動の視察（一九七〇年代に、ロスやサンフランシスコには、玄米、菜食を提供する自然食レストランがたくさんあった）や、コーカサスの長寿村にも食生活と長寿の関係の調査研究に出向いた。

スイスの自然療法病院、ビルヒャー・ベンナー病院にも、勉強に出かけた。モスクワの断食病院のニコライエフ教授から指導を受けたのも、この頃である。

こうしたところでの勉強や体験が、今の私の医学の基礎になっている。

朝食は人参・リンゴジュース

二五歳から四六歳までは朝食に人参・リンゴジュース二杯、昼食にとろろそば、夕食は和食……という生活を続け、すこぶる健康に過ごせた。

しかし、四六歳（平成七年）から五九歳（平成二〇年）まで、みのもんたさん司会の、『思いッきりテレビ』に月一回くらい出演するようになり、少々有名になると、東京で診察する週四日は、昼の一二時から一時までは雑誌の記者が取材にくるようになった。だから大好きなとろろそばを食べる時間がなくなった。

生姜紅茶

今は、週四日伊豆の保養所の近くにある自宅で朝食として、人参・リンゴジュース二杯と生姜紅茶（黒糖入り）一杯を飲んで家を出て、マイカー、在来線、新幹線、タクシーを乗り継いで、東京のクリニックへ出勤し、午前中診察のあと約一時間の取材を受け、記者の方と一緒に生姜紅茶を一〜二杯飲む。

午後は四時頃まで診察して、伊豆の自宅に帰ると、週五回は一回につき小一時間（約一〇

㎞）のジョギングをする。

週二回は自宅のトレーニング室で、学生時代から続けているウエイト・トレーニングをやる。今でもベンチプレスは一〇〇kg近く挙上できる。

夜は食べたいものを、ビール・日本酒も

運動の後、入浴し、それからビールに、日本酒の熱燗か焼酎のお湯割り、タコ刺しとイカ刺し、御飯、みそ汁、納豆、メンタイコ、エビの天ぷら……などを食べる。

肉、卵、牛乳、マヨネーズなどは食べない。というより食べられない。

これは私の本能の好き嫌いなのであり、「こうした食物が体に悪い」とか「他の人にも食べてはいけない」などというつもりは毛頭ない。その人の本能が食べたければ食べればよいのである。

年中、一日も休みなく働いて、この体

日曜日と木曜日は保養所で健康講演と健康相談を行なっているので、年中、一日も休みがない。このスケジュールの合間を縫って、執筆、講演、TVやラジオ出演もある。

こんな状態なのに四〇年以上一度も病気したことはないし、化学薬品も一粒も服用したことはない。

六八歳の私がぜい肉なし、メタボなし、老眼なしの超健康状態なのだから、この本を読んで下さる方も、是非少食に運動、人参・リンゴジュース、生姜紅茶、好きなアルコールの愛飲などを励行され、病気知らずの健康生活を送っていただきたい。

第一章

筋肉を強くする

●老化のサイン、表われていませんか

老化は「あらゆる生物が誕生し、成長、成熟した後、死に至るまでの変化や過程」をいうのだから、成熟した後に老化が始まるのは、むしろ当然の理である。

誰しも老化を実感するサインとして「老眼」や「白髪・抜け毛」や「皮ふのシワやシミ」などがあるが、こうした変化の症状が表われる時には、並行して、以下に示す器官にも老化の症状が表われてくる。

老化進行のチェック・リスト——あてはまる項目に✓を入れて下さい。

1 目の症状

□①目が疲れる、新聞の字が見づらい

2 髪の症状

□②白髪または抜け毛（髪がうすくなる）が目立つ

3 皮ふの症状

□③シミやシワが増える

□④皮ふが乾燥しやすく、冬になると痒みが増す

□⑤紫斑（皮下の小出血）やアザができやすい

4 耳の症状

□⑥耳なりがする

□⑦人の声や電話の声が聞きづらい

5 歯の症状

□⑧歯や歯肉に湯や水がしみる

□ ⑨歯茎から時々出血する

□ ⑩歯がぐらつく、歯が抜ける

6 泌尿器・生殖器の症状

□ ⑪頻尿になり、しかも尿の勢いがない

□ ⑫就寝後、トイレに三回以上行く（夜間頻尿）

□ ⑬くしゃみや咳をした時、または急いだ時に尿がもれる

□ ⑭性欲がなくなる（女性は生理不順がひどくなったり、閉経したりする）

7 胃腸の症状

□ ⑮食欲はないが、食べようと思えば食べられる

□ ⑯便が細くなる、または出づらい（便秘）

□ ⑰すぐお腹が張ってくる

8 心臓の症状

□⑱動悸や息切れがよく起こる
□⑲脈が乱れる
□⑳時々、胸が痛くなる

9 脳（動脈硬化）の症状

□㉑時々、頭がふらつく
□㉒物忘れがひどい
□㉓熟睡できない
□㉔喜怒哀楽が激しくなる
□㉕スムーズに話せない

10 足腰の筋力の弱りの症状

□㉖階段や坂を登るのがつらい
□㉗物につまずきやすい

□㉘重い物を持ちたくない／持てない
□㉙足や腰が痛む
□㉚足がむくむ
□㉛手足がしびれる
□㉜無理がきかない、無理すると、翌日、翌々日までつらい

判定

☑が五項目以下……まだまだ若々しい
☑が六～一〇項目……老化がすぐ近くまで来ている
☑が一一～一五項目……老化が始まっている
☑が一六～二五項目……明らかに老化している
☑が二六項目以上……老化がかなり進んでいる

●歩くスピード、落ちていませんか

このように、老化の症状はいくつもあるが、**「老化は脚（足）から」**と言われるように、老化は下半身の筋力の低下や筋肉量の減少で表われてくる。それを端的に表わすのが、**「歩くスピード」**や**「椅子から立ち上る時間」**である。

平均的な歩行速度は、**一秒＝一・三ｍ（一分＝約八〇ｍ）**、一時間に四・八㎞である。**それより遅いと転倒する確率が四倍**になり、逆に一秒間で二メートル歩ける人は、転ぶ確率が五分の一に減るというデータがある。

『アメリカ老人病学会報』（二〇〇七年一一月号）には**「患者の体調がよくなって歩行速度が速くなると、死の危険は反比例して低下する」**と発表されている。つまり歩行のスピードは老化や生命力の指標になるわけだ。

アメリカのピッツバーグ医科大学で、六五歳以上の三万四〇〇〇人を対象にした調査で、**「秒速一ｍ以上の人は、それ以下の人より長生きする」**ことがわかっている。

同じく、ピッツバーグ医大のステファニー・ストゥデンスキー博士が、「高齢者五〇〇人の日常の歩行速度を測定した後、九年後に同じ人達の健康状態を調べた」ところ、「歩くスピード」の違いにより

歩くスピードの遅かった人——七七％死亡
歩くスピードの中程度の人——五〇％死亡
歩くスピードの速かった人——二七％死亡

という結果が得られた。

また米国で看護師八万人を八年間追跡調査した研究がある。

歩くのが速い　（時速四・八㎞以上）
歩くのがふつう　（時速四・八㎞～三・二㎞）
歩くのが遅い　（時速三・二㎞未満）

に分けて比較したところ、「遅い」を「一」とした場合、次の表のような結果が得られている。

歩くスピード	脳梗塞のリスク	糖尿病のリスク
速い	〇・四二	〇・六
ふつう	〇・六八	〇・八二
遅い	一・〇〇	一・〇〇

(1)速く歩くとエネルギー消費量が多くなる。

歩き終わった後の数時間〜一日にわたりエネルギー消費量が増える。その結果、血糖や血液中の脂肪が低下する。

(2)血行がよくなり、血管の内皮細胞から「NO」（一酸化窒素）などの血管を柔らかくする物質の分泌が多くなる。

「人は血管と共に老いる」（オスラー博士）といわれるように、血管が硬くなる＝動脈硬化が老化の最大の要因である。よって、血管が軟らかくなると老化を防ぎ、若さを保てる。

英国医師会の医学誌『British Medical Journal』（二〇一〇年九月号）に、ロンドン大学のレイチェル・クーパー博士らが、五万三、四七六人の「種々の身体能力と死亡率」との関係を調べたところ、次の図表の如く、興味深い結果が得られた。

筋力、とくに「歩行速度や椅子から立ち上る時間」に、直接影響する下半身の筋力が弱い（下位の人）ほど死亡率が高かったのである。

下位二五％の人の、上位二五％の人に対する死亡率	
歩行速度	二・八七倍
椅子から立ち上がる時間	一・九六倍
握力	一・六七倍

こうした研究により、老化は、脚、下半身（の筋力低下）より始まることがよくわかる。

●下半身の筋力低下は、「腎臓」「泌尿器」「生殖器」の血行不全をもたらす

患者さんに仰向けに寝てもらい、当方の手の平で、臍の上と下の腹部を押圧すると、年をとってくると、臍より上に比べて、下の腹筋の反発力が極端に弱くなる。押さえるとそのまま背骨に触れる感じがすることもある。

これを漢方医学独特の要語で「臍下不仁《せいかふじん》」といい、**老化=腎虚のサイン**である。

この一点だけで、**下腹部の腹筋**はもちろん、**腰の筋肉、殿筋、太腿筋**（太もも）、**下腿筋**（ふくらはぎの筋肉）も**同様に弱っている**ことを示している。

筋肉が動くことにより、筋肉内を走っている血管が収縮・拡張をし（milking《ミルキング》 action《アクション》＝乳しぼり効果）、血行が促される。

よって下腹部を含めた筋力が弱ると、下腹部に存在している腎臓、副腎、卵巣・子宮、陰茎・睾丸……などの臓器の血流も悪くなる。

脳、心臓、肺、腎臓……など人体内のすべての臓器は、血液が運んでくる種々の栄養素、

酸素、水分、ホルモン等……によって、その働きを保っているので、血流が悪くなった臓器ではその働きが低下する。

よって、**足腰の弱り＝下半身の筋力の弱り、は下半身に存在する腎臓、副腎、卵巣・子宮、陰茎・睾丸……などの働きの低下をもたらすのである。**

こうした下半身の筋力の低下による症状を、漢方医学独特の表現で、**「腎虚」**という。

つまり、漢方でいう「腎」とは、西洋医学の「腎臓」だけではなく、アドレナリンやコーチゾールなど生命維持に必須のホルモンを分泌する副腎、膀胱や尿道などの泌尿器、子宮・卵巣や睾丸・陰茎などの生殖器なども含む「生命力」そのものを言うのである。

生命（子孫）を継いでいくための生殖器、排泄のための腎臓、膀胱、尿路など生命にとって一番大切な臓器が、臍より下に存在することを考えると「腎」の力＝生命力であることがよく理解できる。

よって、**「腎が弱まる」＝「腎虚」になると、健康や生命力に対して重大な影響が及んでくる。**

この「腎が弱まっているかどうか」は臍より下の筋肉、つまり、**腹筋、腰の筋力、殿筋、太腿筋、下腿筋の筋肉の衰え**により、判断できる。

年齢と共に、下半身が何となく寂しくなると、先に示した〈老化進行のチェック・リスト〉の項目の✓が増えてくる。また、歩行速度が遅くなり、椅子から立ち上がる時間なども長くなってくるのである。

「腎」がいかに重要かは以下に示す腎臓、副腎、卵巣、睾丸などの生殖器の働きを理解することによって、認識できる。

腎臓――生命維持にとって極めて重要な役割

腎臓は、腹の裏側、横隔膜の下（第一一胸椎から第二腰椎の高さ）に左右一対で存在するソラマメ型の臓器である。（縦一〇cm×横五cm×厚さ三cm、重さ一〇〇～一三〇g）。

腎臓は一般に血液中の老廃物をこし出し、尿を作る臓器とされているが、その働きはそれだけにとどまらない。

腎臓の働きを並べてみると、

①尿の生成……老廃物、有害物の排泄

②**水、電解質**（ナトリウム、カリウム、カルシウムなどのミネラル）**代謝の調節**
③**酸・塩基平衡の調節**……血液が酸性に傾いた時、弱アルカリ性に戻す調節をする
④**血圧の調節**……ホルモンのレニン、プロスタグランディンを分泌して血圧を調節
⑤**赤血球の産生調節**……エリスロポエチンを分泌し、骨髄で赤血球を作る働きを促進
⑥**体内の種々のホルモンの不活性化**……使われたホルモンを処理する
⑦**ビタミンDの活性化**……血中のカルシウムを増やす
⑧**糖の新生などの代謝機能にも関与**

等々であり、生命の維持にとって、極めて重要な役割を担っていることがわかる。

副腎――生命活動に必須のホルモンを分泌

副腎は、左右それぞれの腎臓上部にあるわずか五～七gの小臓器であるが、生命活動にとって必須の様々なホルモンを分泌している。

副腎を左右両方とも摘出された動物は平均五日で死亡する、とされているくらい副腎の生命・健康に与える影響は甚大である。

副腎は外側の部分は「皮質」、内側の部分は「髄質」と呼ばれ、それぞれ次のような働きをしている。

●副腎皮質の働き

副腎皮質では、生命維持のために絶対不可欠な次のホルモンを分泌している。

①**糖質ホルモン（コーチゾール）**……ストレスに対抗

外傷、暑さ・寒さ、不安や怒り、病気など、心身への負担（ストレス）がかかると、その情報は大脳から間脳の視床下部に伝わる。さらに脳下垂体まで伝達され、副腎皮質刺激ホルモン（ACTH）が分泌される。このホルモンに副腎皮質が反応してコーチゾールを分泌し、血糖を上昇させてエネルギーを作り、心身にかかる負担に対抗しようとする。

②**電解質ホルモン（アルドステロン）**……体内の塩分の維持

大量の発汗や極端な塩分制限、下痢などで体内や血液内の塩分が不足すると、吐気、痙攣、脱力感、血圧低下などが起きてくる。

このような塩分不足の状態に陥ると、アルドステロンが、副腎皮質から分泌されて腎臓に作用し、それ以上の塩分排泄を抑制し、体内や血液内の塩分の維持に努める。

アルドステロンは、循環血液量や血圧の調節もしている。

③**副腎性腺ホルモン（アンドロゲン）**……子孫を残す

アンドロゲンは、睾丸や卵巣を発達させるホルモンで、命をつないでいく上では絶対欠かせない。

●副腎髄質の働き

危険に突然直面したり、敵に襲われたりなどといった非常事態に陥ると、副腎髄質からアドレナリンやノルアドレナリンなどのホルモンが分泌される。これによって血圧を上げ、心拍数を増やして、突発的な力を出すことができる。

よく言われる「火事場の馬鹿力」は、このホルモンの分泌により発揮されるものである。

このように、「副腎皮質」「副腎髄質」ともに、心身に負担が加わった時に生じるストレスをはねのけ、何とか元の健康状態に戻ろうとする上で非常に重要な働きをしている。

なお、副腎のうち「副腎髄質」のみが破壊されても生命には直接影響はないので、「副腎皮質」の方がより重要な作用をしていると言える。

卵巣・睾丸などの生殖臓器——次世代へ生命を継ぐ

「人生とは何ぞや」という問いに対する答は、人それぞれ千差万別であろう。

しかし、一つだけ、誰も否定できない答がある。それは「次代へ生命を継ぐこと」という答だ。

高等動物の人間には、いろいろな感情・思考があり、人生の意味についても、諸々の回答があるだろうが、人間以外の動物は、次代の生命を残すためにのみ、食を探し求め、敵と戦って生きている。

人間もこの点は同じだ。子孫を残すために、「食欲」「性欲」「免疫力」が存在するのである。最近、「免疫」という言葉がよく使われるようになったが、「免疫」とは、「子孫を残す行為＝生殖力を守るために、体に備わった力」と極論しても、間違いではないだろう。

よって、生殖力こそが「生命」「健康」にとって一番大切なものであると言っても過言ではない。

その生殖を司る卵巣・子宮、睾丸・陰茎などの臓器も臍より下に存在する。「腎虚」に陥ると、並行して生殖力も低下してしまうのである。

●卵巣

卵巣は、子宮の両側、骨盤腔の外側壁に接している親指の頭大ほどの大きさの器官で、卵子を産生する他、女性ホルモンを分泌している。

思春期になると、脳の視床下部から性腺刺激ホルモン（黄体ホルモン、卵胞刺激ホルモン）を分泌するように、との命令が脳下垂体に伝達される。

その結果、黄体ホルモンが分泌されると、卵胞（卵巣の中の卵子を育てる細胞）は、卵子を成熟させるので、妊娠する能力が出てくる。

卵胞刺激ホルモンは、卵巣からのエストロゲン（別名、女性ホルモン）の産生分泌を促し、皮下、乳房、外陰部に脂肪を沈着させて女性らしい体型を作り、また、子宮や膣の成育を促す。

●睾丸

男性も思春期になると脳下垂体から性腺刺激ホルモンが分泌される。

この性腺刺激ホルモンのうち、黄体ホルモンは睾丸でのテストステロン（別名、男性ホルモン）の合成、分泌を促す。その結果、筋肉が発達し、毛深く、太い声の男性の体が作り上げられていく。卵胞刺激ホルモンは睾丸での精子の産生を促す。

こう見てくると**「腎虚」は、生命力の低下＝老化を端的に表現しており、また、それを促すことがよくわかる。**

●筋肉は人体最大の器官

人体最大の臓器は、肝臓と言われるが、体重の約六〇分の一〈一kg程度〉しかない。体重の約四〇％（男四五％、女三六％）を占めるのは筋肉で、実は、人体最大の器官である。

その筋肉の七〇％が臍より下の下半身に存在し、しかも年齢と共に筋肉が衰えてくると人体で最も大きい筋肉である大殿筋、大腿筋（太もも）に、見た目でも顕著な衰えが目立ってくる。

筋肉を動かすと、そのミルキング・アクション（乳しぼり効果）により、筋肉そのものだけでなく、筋肉が包んでいる臓器の血行も促し、その働きをよくする、という点については、先にも述べたが、**筋肉には、老化を防ぎ、健康を保つための種々の働きがある。**

●筋肉で体熱を作り、免疫力をあげて病気を防ぐ

人体の熱の約四〇%は、筋肉で産生される。スポーツや筋肉労働に限らず、入浴、サウナ浴などによる発汗が始まる頃は、体温が約一℃上昇している。**体温が一℃上昇すると免疫力は一時的に五〜六倍になる、とされている。**

逆に、体温が一℃低下すると免疫力は約三〇%減弱する。五〇年前の日本人の脇の下の平均体温は、（三六・八九±〇・三四）℃、つまり、低い人でも三六・五五℃、高い人は、三七・二三℃あったことが医学大事典に記載されている。

日本人の体温が、この五〇年で約一℃低下したことがガン、心筋梗塞、脳梗塞、メタボ（高脂血症、高血糖＝糖尿病、高血圧）、アレルギー、うつなどの精神疾患の激増の大きな

要因になったと考えられる。

体温を低下させた最大の要因が、交通機関の発達、電気掃除機・洗濯機など家電製品の普及による筋肉運動、労働の不足である。

●筋肉運動が脳の血行をよくし、記憶力を向上させボケを防ぐ

「ウォーキング、ジョギング、テニス、水泳などの有酸素運動をしている人に比べ、運動していない人の脳は、MRI画像を比較すると、萎縮（老化）の程度が激しい」（米国・イリノイ大学・A・クレーマー教授）

「ダンベルなど、重量により負荷をかける運動は、脳の中の記憶中枢である海馬の働きをよくして、記憶力の維持や回復により効果的である」（米国ニューヨーク大学のA・コンビット博士）などの研究から、筋肉運動が記憶力をよくして認知症を防ぐことは明らかだ。

やや速足のウォーキングやダンベル運動などで筋肉に負荷をかけると、「神経細胞成長因子」が分泌され、脳神経細胞が増加し、記憶力をはじめ、脳の働きがよくなることが明

らかにされている。

筋肉を動かすと脳の血流がよくなる。アリストテレスとその弟子たちは、歩きながら思索にふけり、様々な哲学的課題を解決したので「ペリパトス（逍遥＝歩き回ること）学派」と呼ばれた。

米国ワシントン大学のＥ・ラーソン博士らは、六五歳以上の高齢者を六年二カ月追跡調査したところ「週三日以上、定期的に運動する（ウォーキング、ストレッチ、エアロビクス、水泳など）人は、そうでない人に比べて、痴呆全体とアルツハイマー病のリスクが約三八％減少する」ことがわかった、という。

これも、運動により脳の血流がよくなることが、大いに関係している、と思われる。

●うつやアルツハイマー病を予防、改善できる

筋肉運動をすると、**筋肉細胞の中での男性ホルモン（女性の体の中にも存在）の合成分泌が促進**され、「自信が高まる」ことがわかっている。

また、運動することにより、**快感ホルモンのβ-エンドルフィン**や、不足するとうつの要因になる**セロトニンの脳内での産生、分泌が高まる**ことも、運動がうつを軽減させる効果につながっている。

米国ジョージ・メイソン大学の心理学教授のJ・マダックス博士は、**「運動は、最良の非薬理学的な抗うつ療法であり、ある種の薬剤より有効だ。また、抗不安治療にもなる」**と述べている。

ニューヨーク大学医療センターのM・シーゲル博士は**「運動は、肉体を解放して精神的不満を解消してくれる。また脳への血流を増加させることで、アルツハイマー病のリスクを軽減する」**と喝破している。

●筋肉運動で骨も強くなり、骨粗しょう症を予防、改善

骨は主にCa（カルシウム）とP（リン）からできており、死ぬまで再生がくり返されるが、加齢により再生力が低下して、徐々に脆弱化する。

女性ホルモンは、カルシウム代謝に関係しているので、女性は閉経後急速に骨量が減少し、骨粗しょう症になりやすくなる。

高齢者が骨折しやすい部位は、大腿骨頸部、脊椎、手首、肩のつけ根の順で、年間一〇万人が大腿骨頸部骨折を起こし、そのうちかなりの人が寝たきりになる。

「骨は加えられた力に反応して強くなる」（Wolffの法則）ことがわかっており、筋肉運動、しかも負荷をかけるダンベルなどを使ったレジスタンス運動をすると骨も強くなる。つまり、**「弱い筋肉には弱い骨」が「強い筋肉には強い骨」がくっついている。**

●筋肉のミルキング・アクションで心臓、循環器系の働きを助ける

心臓は、全身に血液を送り、全身の血液を引き戻しているとされるが、実はそんな力はない。何と言っても、拳《こぶし》大の大きさしかないのだから。

その心臓の力を助けているのが、筋肉のミルキング・アクション（乳しぼり効果）である。

以前は「心臓病の人には、運動は禁止」が医学界の常識であったが、今では、狭心症や

心筋梗塞の患者に対して、「筋肉トレーニングをするように」と、アメリカ心臓リハビリテーション協会が勧告を出しているほどである。

肉体労働者やスポーツマンは、一般の人より、心臓の筋肉（心筋）に栄養や酸素を送り込んでいる冠動脈の内径が大きく、また、心筋の毛細血管の数も多い。その上、冠動脈にバイパスができていることも多く、冠動脈血栓症＝心筋梗塞が起きても、バイパスにより血液を心筋に送り届けられるので、大事に至らない。

循環器系の専門病院として有名な榊原記念病院では、心臓病患者の退院後、三カ月間、週三回、一回につき約一時間の「心臓リハビリ」という運動療法（準備運動→自転車こぎかトレッドミル→筋力トレーニング）を行なうことにより、狭心症発作の再発や、心不全や心筋梗塞の予防、改善にも効果があることを実証している。

●筋肉細胞周辺の毛細血管が増えることで、血圧を下げる

「筋肉運動を続けると、上（収縮期）、下（拡張期）の血圧とも三～四％低下する」と、

アメリカ心臓協会のケリー博士らが実証している。

運動を続けることにより、筋肉細胞周辺の毛細血管が増え、末梢血管の抵抗が低下するためである。

カナダ・マックマスター大学で**「三〇人の被検者に週三回、一回につき、一〇回のグーパー運動を八週間させたところ、上の血圧が下がった」と発表された**（二〇〇四年）ことがあるが、この程度の運動でも血圧降下に効果的なのである。

コラム

ハードな運動が脳卒中を減らす

米国コロンビア大学のジョスア・ウィーリー博士らは、マンハッタン在住の平均年齢六九歳の男女三、三〇〇人を対象に、約九年間追跡調査した。この期間中に二三八人が脳卒中を発症した。研究開始時に、被検者の二〇％が中～高強度の運動を行なっており、四一％は運動を行なっていない、と述べていた。

研究の結果、前者は後者に比べて、脳卒中が発生する可能性が六三％低かった、という。

●筋肉量が増えて基礎代謝が高まるので血液中の脂肪、糖が下がる

筋肉運動を続けると、筋肉量が増えて基礎代謝が高まることで血液中の脂肪や糖の燃焼が促されて、中性脂肪や血糖が低下し、**肥満や糖尿病の予防・改善に役立つ。**

また、筋肉運動をすることで、筋肉細胞内のＧＬＵＴ－４《グルコーストランスポーター4》（糖輸送担体）の活性が増し、**血液中の糖分の筋肉細胞への取り込みが促進され血糖が下がる。**

さらに、筋肉運動により、筋肉細胞内のグリコーゲンの合成が活性化されるので、**血液中の糖の筋肉細胞内へ取り込まれる量が増えて血糖が下がる。**

●筋肉運動でガンの予防や再発防止ができる

一九五二年にドイツのラシュキス博士は「毎日定期的に水泳をさせたネズミは、発ガン

がおさえられる」と発表。一九六二年に、イギリスのニュートン博士は、「筋肉を疲れさせるような運動をすると、腫瘍の発生が抑えられる」との実験結果を報告している。

アメリカ・ハーバード大学のM・ホームズ博士らは、「**約三〇〇人の乳ガン患者を調査したところ、一週間に三～四時間（一日に三〇分）程度の歩行を毎週続けるだけで死亡率が五〇％も下がる**」と発表している。

ガン細胞は、三五℃の体温で最も増殖し、三九・六℃以上になると死滅する、とされているが、**筋肉運動により体熱が上がることも、ガンの予防や再発防止に役立つ**と考えられる。また、**ガン細胞をやっつけるＮＫ細胞（白血球）の数が、定期的に運動している人は、運動しない人に比べてずっと多く、活性も高い**ことがわかっている。

二〇一〇年六月に開催された米国臨床腫瘍学会で、ペンシルバニア大学助教授のカトリン・シュミッツ博士は、「治療中のガン患者にとって、運動は安全であるだけでなく、数々の利益がある」と述べた。

その利益とは

(1)**抗ガン剤療法や放射線療法に耐える体力をつけることによって、生存率の向上が期待**

できる。

(2)**倦怠感の軽減。**抗ガン剤による赤血球の減少（貧血）により、倦怠感がみられることが多いが、有酸素運動により、赤血球の酸素運搬能力が高まる。

(3)**筋肉量及び骨量の低下を軽減。**

抗ガン剤やホルモン療法による筋肉量や骨の量の低減を運動によって防げる。

(4)**ＱＯＬ（生活の質）の向上。**

運動すると、不安やストレスの軽減など、情緒面でも利益が得られ、ガン患者の全般的な快適さが向上する。

ガン患者やガン経験者は、ふつうの人と同じく**「週に一五〇分の中～強度の有酸素運動や負荷トレーニングやストレッチをするように」**と結論している。

コラム

乳ガン術後のリンパ浮腫にウエイト・トレーニングが効果

乳ガンを手術した後に、よく起こる腕のリンパ浮腫（痛みを伴う腕の腫れ）に対して、これまで「腕への負荷はリンパ浮腫を悪化させるのでさけるべきだ」とされ、買い物袋やハンドバッグさえ持つのをさけるように指導されていた。

このほど、米国ペンシルバニア大学（医）のカトリン・シュミッツ助教授が「リンパ浮腫のみられる乳ガン術後の患者一四一人を二群に分け、一方は週二回のウェイト・トレーニングを、徐々に負荷をかけながら一三週間続けた後、指導なしで三九週間続けさせた。もう一方の群には、通常の運動メニューを続けさせた」ところ「ウェイト・トレーニング群では、リンパ浮腫に大きな改善が見られた他、上半身および下半身の筋力向上、リンパ浮腫の再燃率の低下が見られた」という。

●消化管移送時間が短くなり、便秘や大腸ガンが防げる

食べた食物が胃腸で消化吸収され、大便で排泄されるまでの時間を「消化管移送時間」という。

「高齢者に三カ月間の筋肉トレーニングをさせたところ、消化管移送時間が平均五六％短くなった」（米国・メリーランド大学・コフラー博士ら）

「消化管移送時間が長くなるほど発ガン物質の大腸細胞への刺激時間が長くなり、大腸ガン発生のリスクが高まる」（米国・ハーレー博士ら）

などの研究発表から、運動は、便秘や大腸ガンの予防に有効であることがわかる。

●実際的な運動のやり方

日頃、水泳、テニス、ハイキング……などの運動をやっている方は、終生、継続するつもりで励行されたい。

今まで述べてきたように、筋肉運動は**「老化を防ぎ、若さを保つ」**ために最も必要なものであり、種々の病気の予防や改善にも役立つのであるから。

定期的な筋肉運動を行なっていない大人は、三〇～四〇歳代の人で一年に約二二七gの、五〇歳代の人では年間約四五四gの筋量の減少が起こる、という研究がある（一九九四年、エバンス、ネルソン両博士）。

対照的に、**筋肉は鍛えれば九〇歳になっても発達することがわかっている。**

人体の全筋肉量の七〇％は下半身に存在するので、上半身の運動をするより、下半身の運動をするほうが、筋肉運動の効率は上がる。

①ウオーキング―万歩計をつけることで歩数が増える

運動の基本中の基本で、いつでも、どこでも、誰にでもできるのがウオーキングである。ウオーキングをすると、前述した筋肉運動の効能のほか、次にあげる効能にも浴することができる。

①ストレスの解消

歩くと脳からのα波（リラックスしたり、瞑想《めいそう》したりするときに出現する脳波）が出てくる。そして、セロトニンやβ‐エンドルフィンなどの快感ホルモンも、脳の細胞から分泌されるので、自律神経失調症やノイローゼ、うつ病などの予防・改善に役立つ。

②肺の機能強化

歩くことで、呼吸が深くなり、また呼気から有害物質の排出も多くなるので、風邪、気管支炎、肺ガン……などの予防になる。

③足の裏の「ツボ」を刺激して、内臓機能を強化

足の裏には、胃腸、肺、心臓、腎臓、肝臓、生殖器、脳、目、耳……などの「ツボ」が存在する。歩くことでこうした「ツボ」が刺激され、それぞれの臓器の動きが活発になる。

【やり方】

●背筋を伸ばし、お尻を引き締めてまっすぐ前を見て歩く。つま先は進行方向に向け、かかとから着地する。

●平均的な歩行速度は、一分間に八〇メートルだが、年齢によって少し違う（図表58ページ参照）。

●歩幅は（**身長**）**―**（**一〇〇**）**cmだから、身長一六〇cmの人で約六〇cmということになる。一万歩歩けば、六〇cm×一〇〇〇〇歩＝六kmということになる。**

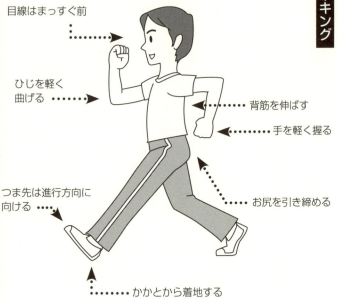

年齢	分速（1分間に歩く距離）	1日の目標歩数
70歳代	60 m	6000歩
60歳代	70 m	7000歩
50歳代	75 m	8000歩
40歳代	80 m	9000歩
30歳代	85 m	10000歩

ウオーキングをするときに、ぜひおすすめしたいことは、「万歩計」をつけることだ。

カナダの大学の研究者たちが「運動嫌いの人たち一〇六人を集めて万歩計を与え、一二週にわたり、ただそれを身につけて毎日の歩数を記録してもらう」という実験をした。

この一〇六人の人たちは、はじめは意識的に歩こうとするつもりはまったくなかったが、万歩計を持っているだけで、歩く歩数がそれまでの一日平均「七〇二九歩」から「一万四八〇歩」に増えたという。

毎日、約三四〇〇歩プラスされたことで、三カ月で平均一・五kgの体重減少、一cmのウエスト（胴回り）の減、一分の心拍数の四減少（心機能が強くなったことを示す）という好結果が得られたという。

万歩計を持ち歩くと、「メタボリック症候群」の改善にも役立つということができる。

②スクワット――下半身の筋肉のほとんどすべてに刺激

ウオーキングする場所や時間がない人、またはなかった日は、スクワット運動をおすすめる。

スクワットは人体の筋肉の七〇％が存在する下半身の筋肉のほとんどすべてに刺激を与えることができる。スクワット（squat）とはもともと「しゃがみ込む」という意味である。


【やり方】

①肩幅よりやや広く両足を開いて立ち、頭の後ろで両手を組む

②背筋を伸ばして胸を張り、お尻は後ろに突き出すようにして、息を吸い込みながら膝を曲げてしゃがみ込む

③息を吐きながら、ゆっくりと膝を伸ばし立ち上がる

これを五～一〇回（一セット）ゆっくりとやり、しばらく（数秒～数十秒）休んで、息の乱れを整えて、また同じ動作を繰り返し、全部で五セットくらい行う。

だんだん強くなり、もの足りなくなったら、一セットの回数を一〇～二〇回、セット数も一〇～二〇セットに増やすとよいだろう。

二〇一二年に九二歳で亡くなられた森光子さんは、毎日スクワットを一五〇回前後されていたという。

❷スクワット

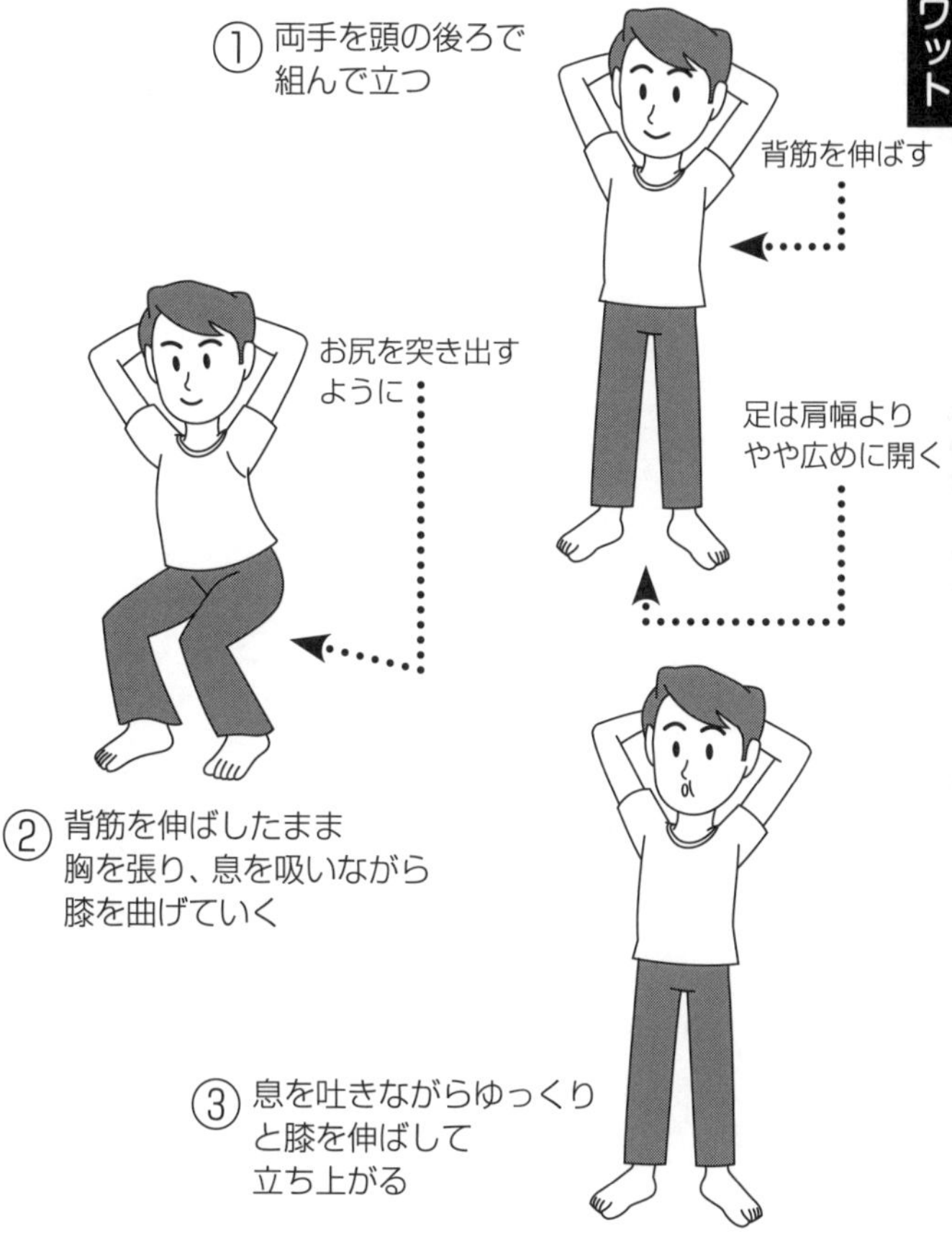
①両手を頭の後ろで
組んで立つ
背筋を伸ばす
足は肩幅より
やや広めに開く
お尻を突き出す
ように
②背筋を伸ばしたまま
胸を張り、息を吸いながら
膝を曲げていく
③息を吐きながらゆっくり
と膝を伸ばして
立ち上がる

①〜③を5〜10回行い、数秒〜数十秒ほど
休みを入れて5セット繰り返す

③もも上げ運動――膝に負担がかからず、腹筋運動にもなる

スクワットができないほど**下半身の筋力が弱っている人**や、スクワットをすることで、**膝や腰や足の筋肉が痛む人は、「もも上げ運動」をやるとよい。**これは、膝には負担はかからないし、腹筋の運動にもなる。

九五歳になられる瀬戸内寂聴さんは、次に紹介する、もも上げ運動を毎日約四〇〇回やられておられる由。

【やり方】

①足を揃えてまっすぐ立つ（片手を壁やテーブルにつけて、軽く体を支えても可）

②片方ずつ太ももを引き上げる

最初は一セット一〇回、五～一〇セットくらいから始め、だんだんと筋肉が強くなったら、一セット一〇～二〇回、一〇～二〇セットくらいを目指してやるとよいだろう。

❸もも上げ運動

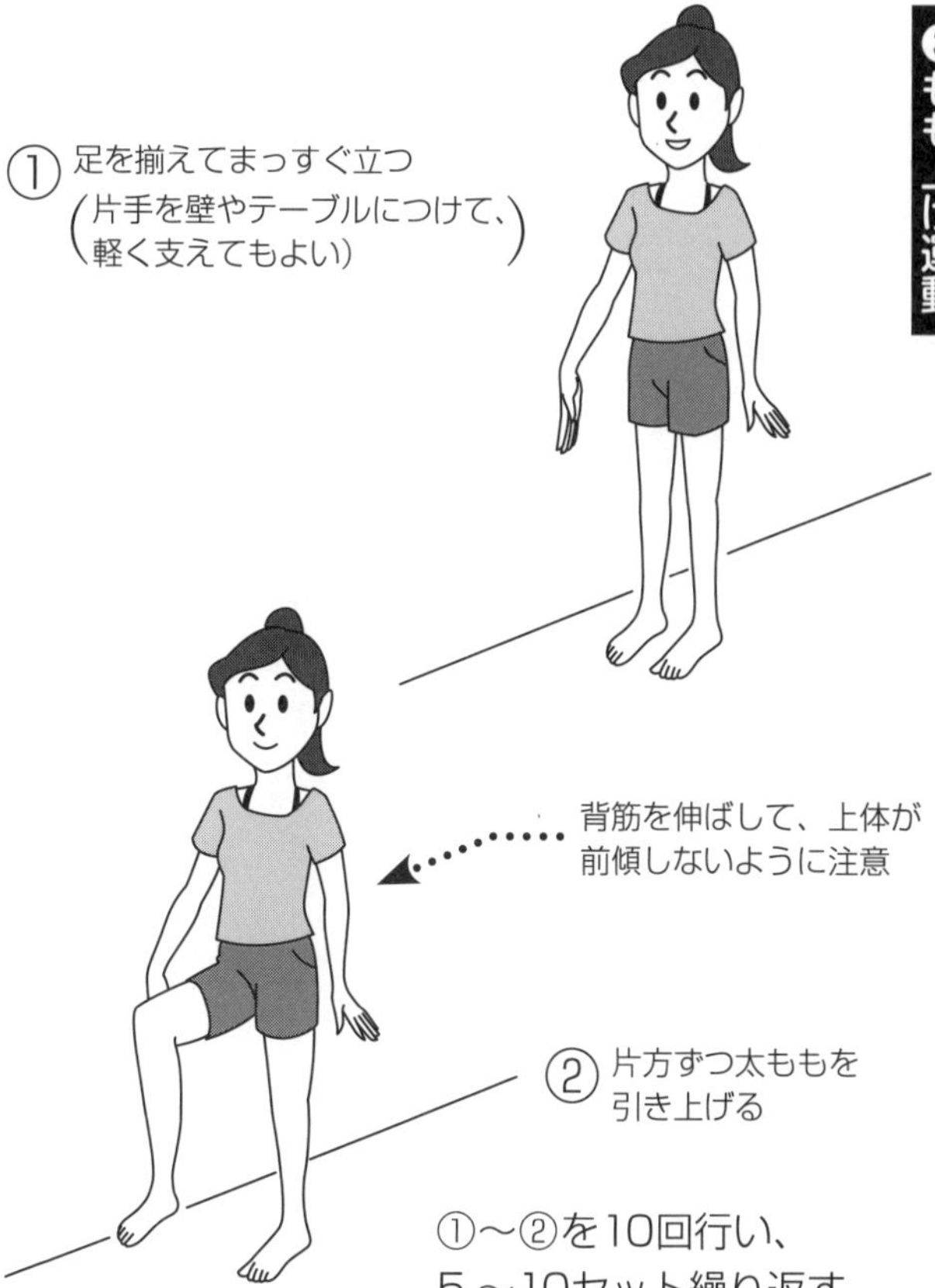
①足を揃えてまっすぐ立つ
(片手を壁やテーブルにつけて、軽く支えてもよい)
背筋を伸ばして、上体が前傾しないように注意
②片方ずつ太ももを引き上げる

①〜②を10回行い、
5〜10セット繰り返す

次のページのように、上半身も鍛えて
さらに効果を高めよう。
下半身に、全筋肉の70%が存在しているとはいえ、やはり、上半身の運動もあわせて行なったほうが気持ちもよいし、健康効果も高まる。

④腕立て伏せ――上半身の筋肉を刺激

「腕立て伏せ」をすることで、上半身に存在する筋肉のほとんどを刺激、鍛えることができる。

【やり方】

①両腕を肩幅くらいに広げて床に手をつき、ひじを伸ばして背筋をまっすぐにする

②脇をしめ、ひじを九〇度に曲げて、元の姿勢に戻る

五～一〇回を一セットとし、五セット前後くらいから始め、だんだん強くなったら回数を一〇～二〇回に増やしたり、セット数を五～一〇セットに増やすとよい。

とはいっても、「腕立て伏せ」がほとんどできない人のほうが多いだろう。とくに女性はそうだ。

そういう人は壁に手をついて行う「壁腕立て伏せ」を同様の回数、セット数から始め、筋力増強とともに、回数、セット数を増やしていくとよい。

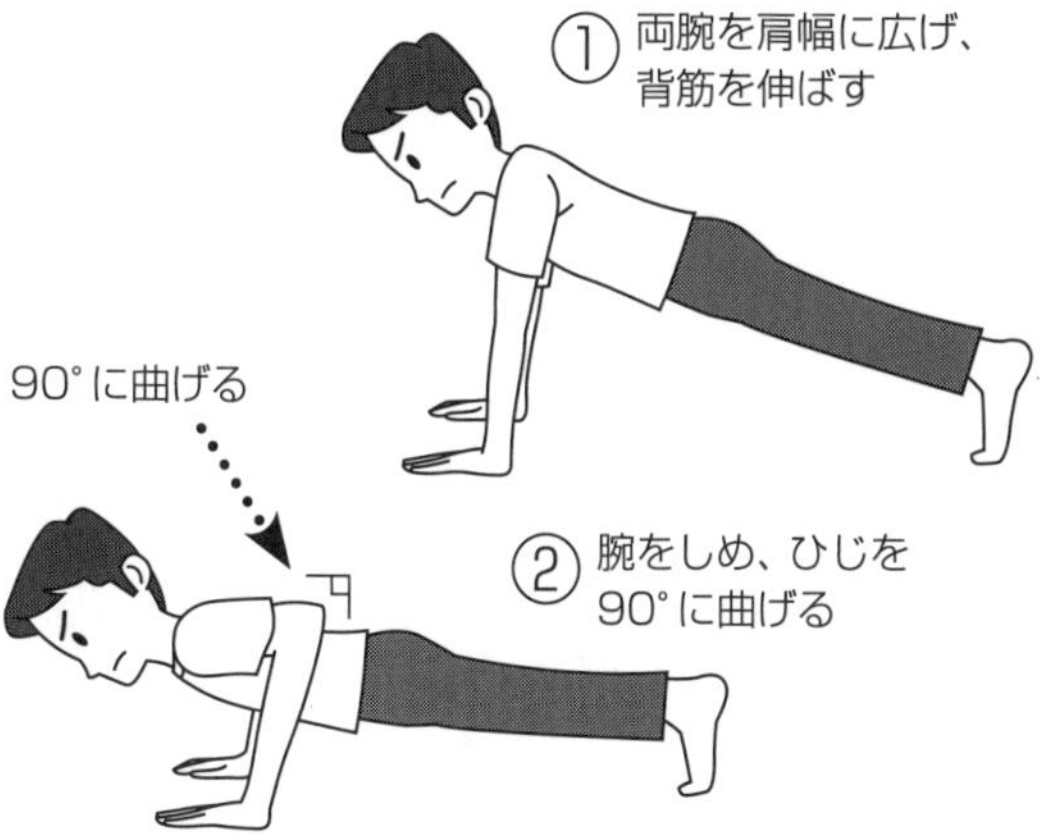
伸ばしたまま
①両腕を肩幅に広げ、
壁に両手をつく
②ひじを曲げて、
壁に胸を近づけていく
背筋を伸ばす
90°に曲げる
②腕をしめ、ひじを
90°に曲げる

①〜②を5〜10回行ない、5セット繰り返す

できない人は…壁腕立て伏せ

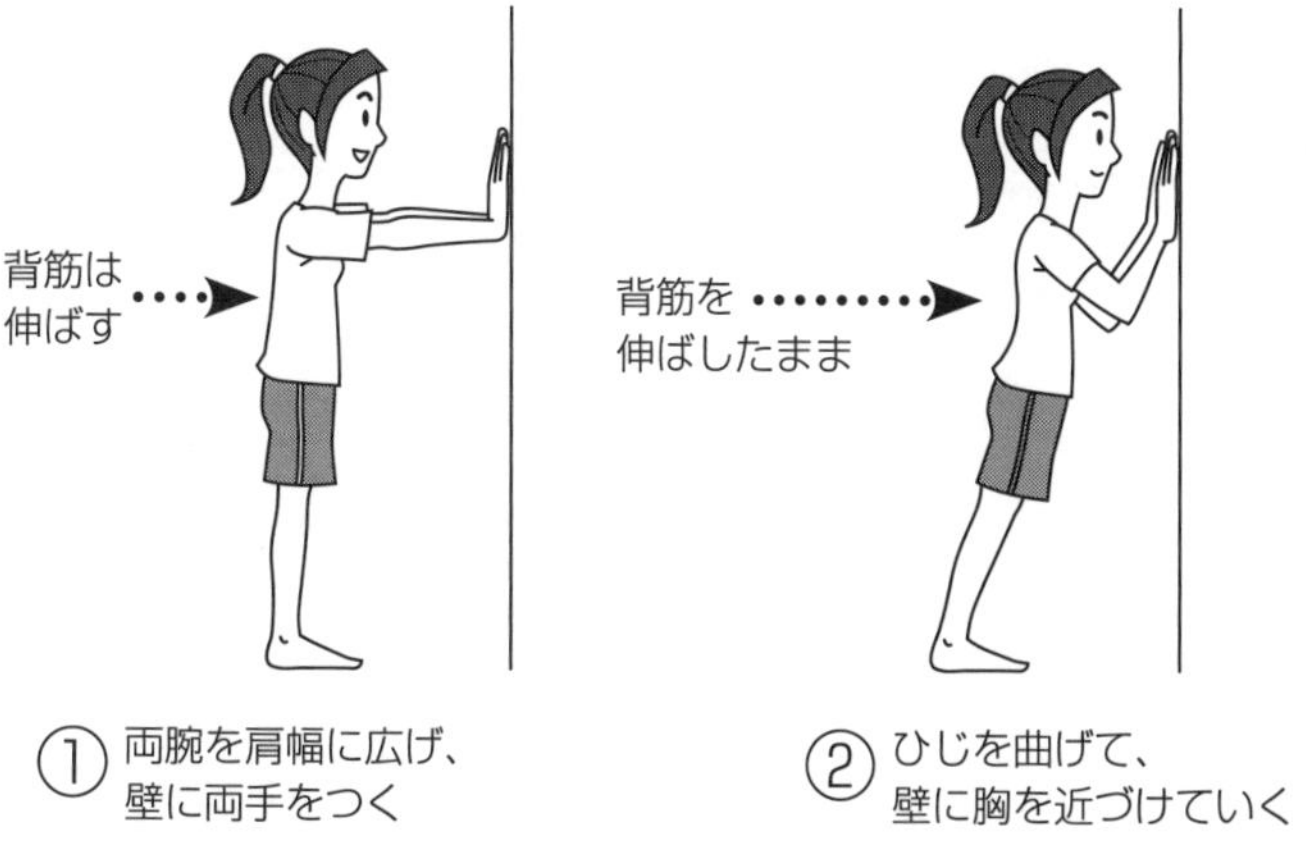

①〜②を5〜10回行ない、5セット繰り返す

⑤万歳運動――上半身の筋肉のストレスをとる

肩やひじ、腕の筋肉が痛くて、「壁腕立て伏せ」もできない人は、「万歳運動」をするとよい。

「万歳運動」は、胸郭《きょうかく》を拡張し、常に重力により下方に圧迫されている上半身の筋肉のストレスをとる作用もあり、なかなか気持ちのよいものだ。

【やり方】

両足を肩幅くらいに開いて立ち、両手をゆっくりと上げ、ひじと脇腹を伸ばして万歳をする。

一〇回を一セットにし、五セットくらいから始め、筋力が強くなってきたら、回数やセット数を増やすとよい。

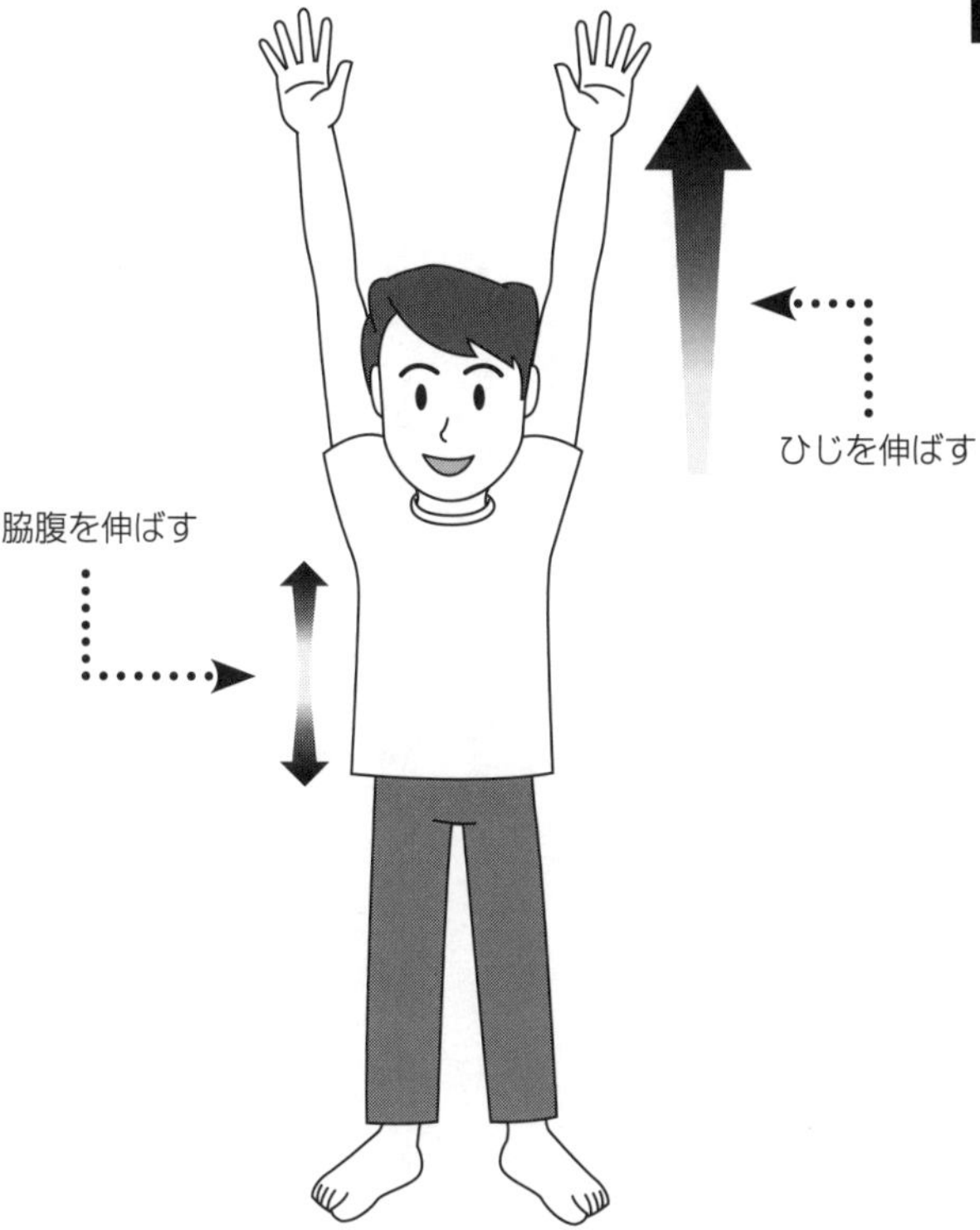

10回を1セットとし、5セット繰り返す

⑥膝曲げ腹筋運動——メタボの予防・改善に

腹部には重要臓器がたくさん存在しているのに、骨がないので、縦に走る腹直筋、横に走る腹横筋、斜めに走る腹斜筋の三層の筋肉があり、堅固に内臓を保護している。よって、**量的にもかなり多い腹筋を鍛えることで、基礎代謝を上げることもできるし、肝臓、腎臓をはじめ、産熱量の多い内臓の血流をよくして、結果的にはさらに基礎代謝を上昇させて体温を上げることができる。**

しかも、「メタボ」の第一の診断基準の「腹囲」は、腹筋の衰えをカバーするために、腹壁の内外の脂肪が増加した結果、増大するという一面がある。

腹筋を鍛えることは、「メタボ」の予防、改善にもとても重要である。

足首をヒモなどで固定し、上半身を起こしたり、元に戻したりするという「ふつうの腹筋運動」は、運動選手か、かなり腹筋の発達した人にしかできない。

そこで、仰向けになり、両膝を胸のほうに向かって曲げながら近づけ、その後、両膝を伸ばしながら、元の位置に戻すという「膝曲げ腹筋運動」なら、どなたでもできるはずである。

【やり方】

①両下肢を揃えて、仰向けになる

②両方の膝を曲げながら胸に近づけていき、その後、再び膝を伸ばして、元の姿勢に戻る

五〜一〇回を一セットにし、途中、休憩を入れ、五セットくらいから始め、だんだんと強くなったら、回数とセット数を増やしていくとよい。

❻膝曲げ腹筋運動

① 仰向けに横たわり、両下肢を伸ばす

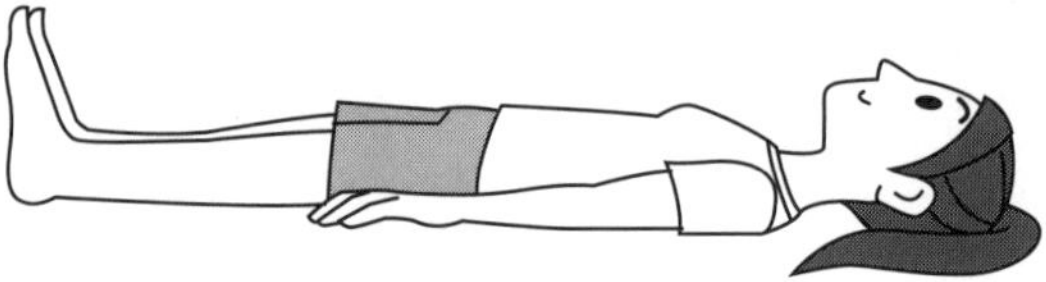

② 膝を曲げながら、両下肢を一緒に胸のほうに引き寄せる

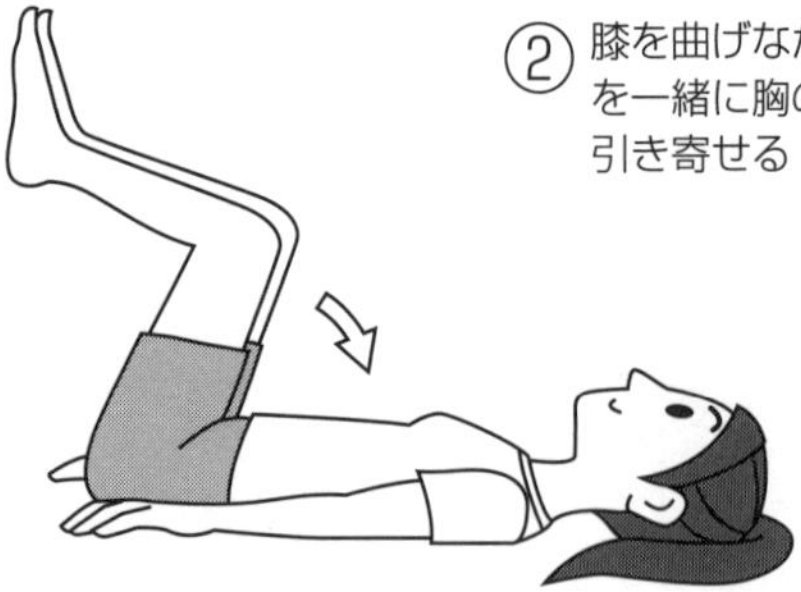

①～②を5～10回行ない、5セット繰り返す

●運動は上半身→下半身とやるのが原則

運動は上半身→下半身とやるのが原則で、下半身→上半身とやると疲れがたまりやすい。よって、腕立て伏せ→万歳運動→膝曲げ腹筋運動→もも上げ運動→スクワットとやるのが理想的だ。腕や下肢、腰のどこかに痛みがある人は、万歳運動→膝曲げ腹筋運動→もも上げ運動のようにやってもよい。

とにかく、「継続は力なり」である。続けることが肝要だ。

筋肉運動をすると、運動後も一二～七二時間継続して筋肉細胞の代謝活性は促されるので、「少しきつめ」の運動なら、週二～三回でも十分に筋肉運動の効果が得られる。

第二章

食を正す

●大食は体に悪い

「少食」が「老化を防ぎ、若さを保つ」ことを説明する前に、大食がいかに健康・長寿にとって悪いかについて、お話してみる。

過去には、食べすぎて早死にした天才が少なくないのである。

宮沢賢治（一八九六～一九三三）は、「雨ニモマケズ」の詩であまりにも有名な詩人で、教育家でもあった。

雨ニモマケズ
風ニモマケズ
雪ニモ　夏の暑さにもマケヌ
丈夫なカラダをモチ
慾はナク

決して瞋《いか》ラズ
イツモシヅカニワラッテヰル
一日ニ玄米四合ト
味噌ト少シノ野菜ヲタベ
（以下略）

冒頭は誰もがご存知だろうが、注目すべきは**「一日ニ玄米四合」**の部分である。これだけ食べていたのでは、明らかに食べすぎだ。たとえ当時、副食が少なくても、である。

なぜなら玄米四合を炊いてご飯にすると、茶碗八杯にもなるのだから。

わずか三七歳で命を落としたのは、この食べすぎが原因であると断定してよい。「食ベスギニマケタ」のである。

正岡子規（一八六七〜一九〇二）も、私から見ると食べすぎで早死にし、せっかくの才能を完全に開花できなかった一人だ。

脊椎カリエス（結核性脊椎炎）で苦しんでいた一九〇一（明治三四）年一〇月二六日、

子規は脊椎の激痛に苦しみ「号泣また号泣」「絶叫号泣」し、歯茎からは血の膿が出て、ほとんどかめない状態なのに、無理に無理を重ねて食べまくった。

食べると激しい腹痛に襲われ、食べ物はほとんど消化されず、肛門からそのまま排泄されるのに、それでも食べたという。このころの子規の収入が月五〇円（当時としては高収入）。その半分を食事代に使った、というほどの「食い道楽」であった。

わずか三三歳という若さで亡くなったのも、やはり「食べすぎ」が原因であろう。

手塚治虫（一九二八〜一九八九）は「鉄腕アトム」や「ブラック・ジャック」などの大作で有名な、天才漫画家である。酒とタバコはやらなかったが、やはり「食べること」が好きだったようだ。

ある時「スタミナの秘訣は？」と尋ねられ、「一日四〜五回の食事」と答えたという。手塚氏自身、医師でありながら、食べすぎの害には気づいていなかったのだろう。「食べすぎ」と睡眠時間わずか三時間程度という超多忙な生活からくるストレスも影響してか、六〇歳の若さで亡くなったのは、大ファンの一人として残念でならない。

●少食は老化を遅らせ、寿命を延ばす

さて、この「大食」の対極にあるのが「少食」である。

二〇〇〇年に、米国のマサチューセッツ工科大学の生物学のレオナルド・ギャラン教授が**「人体六〇兆個の細胞内に存在する"Sirtuin《サーチュイン》遺伝子"は、飢餓状態になると活性化し、老化を遅らせ、寿命を延ばす働きをする」**との研究結果を発表した。

二四歳前後の寿命をもつサルを「食料をたくさん与えるグループ（A群）」と「腹六分程度の食料を与えるグループ（B群）」に分け、二〇年間飼い続けたところ、A群の「満腹」サルは、頭髪が抜け、シワだらけの顔になるなど老化現象が目立っていた。一方、**B群の「空腹」サルたちは頭髪はフサフサで、顔のシワも少なく、脳のCT検査でも、萎縮などの老化現象は見られなかった。**

活性酸素が、老化やガン、動脈硬化、炎症など、種々の病気の原因の一つとされているが「サーチュイン遺伝子」は、活性酸素から細胞（膜）や遺伝子を守って、老化や病気を

抑制することも明らかにされている。

こうしたミクロレベルでの研究で、「空腹」が「老化を防ぎ若さを保つ」ことが証明され、「空腹の効用」に関する本が最近よく売れているようだ。南雲吉則医師の『「空腹」が人を健康にする』は百万部超の大ベストセラーになった。

しかし、「空腹」「断食」の老化予防、若返り効果については、半世紀以上前から、種々の実験で明らかにされていた。

イギリスの生物学者ハクスリー（一八二五〜一八九五）は、ミミズを飼育して繁殖させる実験において、**「一匹だけ隔離して周期的に断食させたら、他のミミズに比べて一九世代分も長生きした」**と報告している。

米国のシカゴ大学の教授だったC・M・チャイルド博士は、**「ある種の昆虫では、十分な食物を与えると、三〜四週間で生命が終わる。しかし食物をかなり減らすか断食を強いられた昆虫は、その活動性と若さを少なくとも三年くらい保ち続ける」**と述べている。

●断食すると体全体が若返る

米国のカリフォルニアで断食病院を経営し、数万人の生命を救ったハーバート・シェルトン博士は、「**断食すると、皮ふは若々しくなり、色ツヤがよくなる。この皮ふの若返りは、表面に見えない、体全体の若返りの表われである**」と断食の若返り効果を力説している。

私が伊豆高原で、一日三回、一回にコップ三杯（一日計九杯）の人参・リンゴジュースだけを飲んで三日〜一週間「断食」し、健康を増進する保養所を設立して、三二年になる。この間、元首相（三名）、元厚相をはじめ、大臣経験者二〇余名、学者、大学教授、会社社長、俳優さんから学生さんまで、約五万人の方が、健康断食に来られた。最近はお医者さんのご来所も多い。

皆さん、断食を終えられる頃には、肌がきれいになり、目が生き生きと輝き、立居振舞いが柔らかくなり、確かに若返られる。

「少食」「断食」の効果は「若返り」だけにとどまらない。免疫力もあがるのである。

一九九〇年当時、東海大学医学部の橋本一男教授と田爪正気講師らは、**「自由に食べさせて育てたマウスの平均寿命が七四週であったのに対し、食事の量を八〇％（腹八分）に制限したマウスは一二二週と長生きし、免疫力も増強していた」**との実験結果を発表した。

次の研究結果は「少食」「断食」がボケを防ぐことを示唆している。

アメリカ国立老化研究所のマーク・マットソン博士は、マウスを次の三つの群に分けて実験した。

● A群……好きなだけ食べさせる
● B群……摂取カロリーを六〇％に抑える
● C群……一日おきに食べさせて翌日は断食する

その結果、C群がいちばん健康で、しかも寿命も長く、老化による脳の損傷も少なく、アルツハイマー病やパーキンソン病もなかった、という。

「断食」が酸化による脳細胞の損傷を抑える、と同博士は結論している。

●健康を左右するのは食事の質より量

種々の動物実験の結果を総括すると、**腹一二分の動物が最も短命で、腹十分（ふつう量）→腹八分→腹六分の動物ほど長寿になることがわかっているが、腹六分よりむしろ、「腹十二分の食事」と「断食」を一日おきにくり返す動物の方が、さらに長生きできることがわかる。**

スペインの養老院で、一八〇〇キロカロリーの食事を毎日与えたグループと、一八〇〇キロカロリーの食事を食べた次の日は断食するという「一日おき断食」のグループを比べてみたところ、後者の老人たちが圧倒的に長生きした、という。（『ファルマシア』一九八八年、二四号、六七四頁）。

毎日腹八分や腹六分を続ける生活は、あまりにもストイックで、面白くない人も多いだろう。

よって、時には友人・家族らとの会食で、大いに食べ、飲み、そうした次の日はうんと食事の量を減らす、という食べ方の方が、健康・長寿にとってよい、ということを、こうしたエピソードは示してくれている。

「少食」「断食」により、空腹の時間を作ることは、脳の働きもよくしてくれる。

アメリカ・エール大学のトーマス・ホーバス博士は、「〝腹が減っている〟時は、胃から〝グレリン〟とよばれる〝飢餓ホルモン〟が分泌されて、海馬の領域の血行をよくし、脳の働きをよくして、ボケを防ぐ」と発表している。

人類三〇〇万年の歴史は、飢餓の歴史でもあった。旱魃、地震、火事、洪水……などの天変地異により、常に食料が不足し、空腹であった故に、グレリンにより脳を働かせ、狩りや農業を工夫し、種々の道具を発明して、今日の人類の繁栄をもたらした、と言ってもよい。

ライオンも空腹になると知恵を働かせ、風下の草むらに隠れて、獲物の草食動物を狙い、距離を計りながら近づき、追っかけていって倒して食べる。

しかし、食べて満腹した後は、ゴロンと横になり、目の前を草食動物が通っても見向きもしない。

日本人はじめ、文明人の飽食は、満腹のライオンの如く、やる気や思考を停止させ、文明を退廃に導き、心身を病で蝕まさせる要因になっているのではなかろうか。

こうした研究や実例を鑑みると、**老化や病気を防ぎ、若さを保つには、「空腹」や「少食」が極めて重要であることがわかる。**

「空腹」や「少食」が健康・長寿と若さを保つことを実証した、「極めつけ」の実例が**『無病法』**（ルイジ・コルナロ著、ＰＨＰ研究所刊）の中に詳しく記載されている。

以下かいつまんで説明する。

ルネッサンス期のイタリア・ヴェネツィアの貴族ルイジ・コルナロ（一四六四～一五六六）は、仲間の貴族とともに暴飲暴食の生活を送り、三〇歳をすぎる頃より胃の痛み、痛風、微熱、口渇（多分、糖尿病と思われる）に悩まされた。あらゆる治療を試みたが、すべて、文字通り「薬石効なし」で生きる望みも失いつつあった。

四五歳の時、医師から「極く少食に徹する以外、もはや助かる見込みはない。このままだと、数カ月の生命である」と告げられた。

そこで意を決し、パン、卵の黄味、スープまたはパン粥、肉か魚少々、の計三五〇ｇを一日二回に分けて食べ、ワインは一日量四〇〇cc飲むことにした。

すると、わずか数日で種々の症状に回復の兆しが表われ始め、数カ月で完全な健康体になった。性格も怒りっぽい性格からおだやかな性格に変わっていった、という。

それ以後、ずっとすこぶるつきの健康を保っていたが、七〇歳の時、乗っていた馬車が転倒し、全身打撲の大怪我を負った。医師からは、四日間も生命はもつまいと言われたが、奇跡的に回復したのは、極く少食のお陰であると、コルナロは述懐している。

七九歳の時、家族、友人、医師らが「あまりに食が少なすぎる、栄養失調になる……」と言うので、仕方なく、食物を一日三五〇gから四〇〇gに、ワインを四〇〇ccから四五〇ccに増やした。

すると、一〇日もすると不機嫌、憂うつになり、一二日後からは、腹痛が生じて二二時間も続き、眠れなくなり、発熱が三五日も続いて死の渕をさ迷った。

そこで、食事の量を元の少ない量に戻したら、以前の健康体になった、という。

八〇歳を越えても、晴れの日は乗馬や山登りを楽しみ、天気の悪い日は、戯曲や論文を書いて過ごした。

九〇歳になっても、目、耳、歯、声ともに完璧で、気分快活、頭脳明晰、記憶力もすこぶる良好。

九五歳を迎えても、完全なる健康体、言動も快活、心身ともに満足感で一杯の毎日。「この地上の生を満喫していると同時に、一方で、神様が想像を通して私にお見せ下さっている天国の状態を楽しんでいる」という心境に達している。

そして、一〇二歳のある日、いつもの午睡と変わらない様子で、おだやかに息を引きとったという。

コルナロは、**健康を左右するのは食事の〝質〟より〝量〟である**、と断言している。

●栄養教育の犠牲者たち

さて、今の日本人の「平均寿命」が男八〇歳余、女八七歳余とされている。この数字を鵜呑みにして、誰でも平均的にこの年齢まで生きられる、と勘違いしている人が多い。

しかし、「平均寿命」とは、今年生まれた赤ん坊の予測平均余命のことを言っているのであり、今生きている日本人の誰もが平均的にこの年齢まで生きられるという意味でない。

昭和二三（一九四八）年生まれの私の平均寿命は、五二歳だったので、もう私は一六年も長生きしている、ということになる。昭和七〜九（一九三二〜一九三四）年生まれの男の平均寿命は男が四四歳だった。

どうして、こんな妙な話になるのだろうか。

戦前（一九四五年以前）の日本では、赤ん坊は出産前後に約一五％（一〇〇人中一五人）が死亡していた。残り八五人は、成人するまでに、疫痢、肺炎、結核などの感染症で随分亡くなっていたし、二〇歳になると徴兵があり、戦死する人も少なくなかった。

よって、一人が百歳まで生きても若くして亡くなる人が多かったので、平均寿命がごく短かったわけである。戦後の産科学、小児科学、感染症学、公衆衛生学の発達・進歩で小児の死亡率は、減少したし、戦争もなくなったので、平均寿命を下げていたマイナス因子がなくなった。今は、明治〜大正〜昭和初期生まれの方々が、長生きされている。

二〇一三年六月一二日に亡くなった京丹後市の木村次郎衛門さんは、明治三〇年四月一九日生まれだったので一一六歳二カ月の大往生だった。今は、明治三三年八月四日生まれの鹿児島県大島の田島ナビさんが一一六歳で健在である。

こうした健康・長寿の方々と同様に、今の赤ん坊～若者たちが長生きするだろうとの予測が、男八〇歳余、女八七歳余の平均寿命に表われているわけである。

しかし、今の若者は、絶対に長生きなどできない。日本人の死亡原因の一位は「ガン」で毎年三六万人余の生命を奪っている。成人病、老人病とされたガンによる若者たちの死亡が、今、徐々に、しかも確実に不気味に増加しているのである。


私のクリニックには「二〇歳代で乳ガンになり手術、放射線、抗ガン剤の三大療法を受けたのに、肝臓や骨、肺に転移した三二歳の女性……」「二週間前まで友人と楽しく毎晩飲酒していたのに、ある日背中に痛みがあり、病院でレントゲン検査をしたら、肺ガンの末期だった三二歳の男性……」「妊娠の覚えはないのに、腹が膨れてきたので、婦人科を受診したところ、卵巣ガンが腹膜に転移し、腹水が貯まっていた二九歳の女性……」などという方々が、「自然療法で何とかなりませんか」と言って受診されるが、無理な話である。

こうした若者たちの顔を見るのは辛いし、可哀そうで、正視できないこともある。

戦後、「栄養、栄養」と「食べることこそ健康につながる」と指導してきた栄養教育の犠牲にあなた方はなったんですよ……、と説明すると、皆涙ぐむ、というのが常である。

私も含め、六〇歳以上の人が、今でも元気な人が多いのは、戦前、戦中、戦後一〇年くらい食料が乏しく「空腹を余儀なくされたこと」「粗食しかできなかったこと」が、幸いした結果である。

逆に、若者たちは生まれてから一回も空腹を経験することなく、肉・卵・牛乳・バター・マヨネーズに代表される高栄養食品を、たらふく食べてきたからこそ、ガンをはじめ自己免疫疾患などという難病・奇病で早死にし、親が子供の葬式をしてあげねばならないという「逆さ仏」現象が蔓延し始めているわけである。

●腹八分目に病なし、腹十二分に医者足らず

古代ローマ、古代ギリシャ、古代エジプトなどは文明が頂点を極めた時に、黒死病（ペスト）・痘瘡・麻疹……などの疫病が流行し、国が衰亡していく大きな要因になった。

文明を築くまでは戦争をし、（肉体を動かし）粗食に耐えていた生活が、国や文明の発

展とともに、怠惰で美食・飽食の生活にどっぷりつかり、運動不足と食べすぎで、疾病が蔓延し、国や文明が崩壊していったのである。

エジプトの貴族たちの挨拶は「吐きますか、汗をかきますか」だったという。つまり、過食や運動不足の害を知っていたわけだ。

あるピラミッドの碑文（英訳したもの）に

Man lives on a quarter of what he eats, the other three quarters lives on his doctor.

（人は食べる量の四分の一で生きている。残りの四分の三は医者が食べている）

というのがあるという。

二〇一六年の日本の医療費は四一兆円超の膨大な天文学的数字になっている。この四〇年で医師数は約三倍になって、三〇万人を越え、医療や医学も発達したと言われるのに、病気・病人は一向に減らず、国家財政の赤字増加の大きな要因になっているのが、この膨大な医療費である。

このままいくと、日本は、経済的破綻は免れられないし、病気・病人の増加のため、国そのものが滅んでいく危機に瀕している。

この危機的状況から脱するには、国民一人一人が食の量を慎しみ、健康を増進させることと、という一点に尽きる。

「腹八分に病なし、腹十二分に医者足らず」という格言がある。今の日本では、腹十二分（飽食）だからこそ、医師が増え、医療技術が発達しても、病気・病人が一向に減らないのである。

また（腹十二分）－（腹四分）＝（腹八分）なのだから「一日一食」を抜き、「空腹」の時間を作る必要がある。

生活のリズムや仕事の都合上、朝・昼・夕の食事のどの一食を抜いても構わないが、人体の生理に一番叶っているのが、「朝食抜き」である。

人体には、**「吸収は排泄を阻害する」**という鉄則がある。

食べれば食べるほど、消化・吸収のために胃や小腸に血液が集まり、その分、大腸・直

腸、腎臓・膀胱へ巡る血液の量が少なくなるため、大小便の排泄が悪くなる、という意味だ。

「逆もまた真なり」で、「食べない」または「食べる量を少なくする」と、胃・小腸への血流が少なくなる分、大腸・直腸・腎臓・膀胱への血流が比較的多くなり、排泄がよくなる。

初日～一週間の断食を経験された人は、ご存知のとおり、断食中は、吐く息が臭くなる。鼻汁・目ヤニが多くなる。痰がドロドロ出てくる、舌苔が厚くなる、尿の色が濃くなる、人によっては、帯下、宿便、発疹が出る……というように、排泄現象のオン・パレードになる。

●病気の予防・改善を図るには朝食を抜く

断食をしなくても誰しも、この旺盛な排泄現象を経験するのは、起床直後である。なぜなら睡眠中は「断食」しているので、排泄が促進されているからだ。

よって、**朝は、体内、血液内の汚れを排泄し、「万病一元、血液の汚れから生ず」（漢方医学）の、血液を浄化している時間帯**なのだ。

朝食に、ゴハンやパンなど固形物を食べ、胃腸が動き始めると、排泄が阻害され、せっかくの血液浄化反応も抑制される。

だから血液浄化反応を促進し、病気の予防、改善を図るには、朝食を抜くことだ。

朝から食欲がない人は、「何も食べない」「お茶に梅干し」程度でよいが、食欲がある人は、紅茶に黒砂糖かハチミツを加えたものをとると事足りる。

なぜなら「空腹」とは、腹（胃腸）が空っぽになったから感じる感覚ではなく、血糖が下がった時に、脳の空腹中枢が感得するものであるからだ。

よって、甘味を入れた紅茶を飲み、五分もすると、血糖が上昇し空腹感がなくなる。この紅茶にすりおろし生姜を適量（自分が一番旨い！と感じる量）入れると、120頁に示した「生姜の効能」の恩恵にあずかれるので、さらによい。

また、ガン、自己免疫疾患、心筋梗塞、脳梗塞、肝臓病等々、決してやさしくない病名の持病をもつ人は人参二本とリンゴ一個をジューサー（ミキサーではない！）にかけて作った生ジュースと「生姜紅茶」を組み合わせると、病気を改善する力が更に大きくなる。

朝食を「食べない」と、昼食は断食後の補食にあたるので、軽いものにするとよい。
おすすめはそばだ。そばには八種類の必須アミノ酸を含むたんぱく質、動脈硬化を防ぐ植物性脂肪、エネルギー源の炭水化物（糖）をはじめ、ほとんどのビタミン、ミネラルが含まれる〝完全栄養食物〟である。これに、体を温め、血行をよくするネギやすりおろし生姜、七味唐辛子を存分にかけて食べると理想の昼食になる。

老化を防ぎ若さを保つには、「とろろそば」はさらによい。ヤマイモ（119頁）の効能を考えれば当然であるが……。

そば嫌いの人やそばに飽きたら、具沢山のうどんに、すりおろし生姜や七味とネギを加えたり、パスタやピザにタバスコをふんだんにかけて食べるとよい。

朝、昼をこうしてすませると、「夕食はアルコールを含めて、何を食べてもよい」というのが、この二五年間私が主張してきた「石原式基本食」だ。

この基本食を実行した人から**「半年で一〇kgやせた」「血圧が下がった」「糖尿病がよくなった」「喘息が軽くなった」「睡眠がよくなった」「生理不順や生理痛が軽くなった」「子宝に恵まれた」**……等々、たくさんのお便りをいただいている。

●石原式基本食

（朝）●食べない　または
●お茶に梅干し　または
●紅茶に黒糖・ハチミツ、すりおろし生姜（生姜紅茶）一～二杯
●生姜紅茶一～二杯に人参・リンゴジュース一～二杯

（昼）●そば（とろろ、ザルなど）にネギ、すりおろし生姜、七味唐辛子を存分にふりかける。または
●具沢山のうどんにネギ、すりおろし生姜、七味をしっかりふりかける。または
●パスタやピザに、タバスコをふりかける

（夕）●アルコールを含めて、何を食べても可

日中、空腹を感じたら、チョコレート、黒アメ、黒糖を食べたり黒糖入りの生姜紅茶を

適宜飲んで血糖を上げる。

●かむ回数をふやす

「よくかむ」と次のような効能がある。

(1)**ゆるやかに血糖が上昇していき、満腹中枢を適切に刺激するので「食べすぎ」や「肥満」を防ぐ。**

(2)**だ液腺（耳下腺）からの若返りホルモン（パロチン）の分泌が促され、若返る。**

(3)**海馬（脳の記憶中枢）の領域の血流をよくして記憶力を増し、ボケを防ぐ。**
減っている歯の少ない老人ほど、海馬の容積が広いこともわかっている。

(4)**だ液の分泌がよくなる。**
だ液には、デンプン（炭水化物）の消化・吸収を促すアミラーゼ、その他の酵素類や、細菌や発ガン物質を殺菌・解毒するラクトペルオキシダーゼ、味覚の働きを高めるガスチンなどが含まれる。

また、だ液中の免疫グロブリンの作用により、喉や気管支の病気予防になるし、だ液の洗浄作用により、歯肉炎、歯槽膿漏の予防・改善につながる。

(5)消化器（胃・腸・肝臓・すい臓）の負担が軽くなり、あらゆる胃腸病の予防、改善につながる。

かむ回数を増やすには

①根菜類、マメ類、ナッツ類、ゴマ、玄米等々、固い食物を好んで食べること

②食材は大きめに切って調理する

③食べる時は「一口分」の量を減らし、できれば一口ごとに、ハシを置いて食べる

などの工夫をする。

「よくかむこと」の効能については、米国の時計商で大富豪だったフレッチャー氏の逸話が有名だ。

いくつもの会社の社長、会長を兼務し、大金持ちだったフレッチャー氏は、四〇歳を過ぎた頃に、一〇〇kgを超えるデブになり、その頃から、腰痛、倦怠感、糖尿病、胃腸の不調等々の病気に悩まされ続けた。

金に飽かせて米国はおろかヨーロッパ中の名医という名医にかかったが、全くよくならず自暴自棄になっている時に、ある友人から「よくかんで食べると調子がよくなるよ」という忠告を受け、一口に五〇回以上かんで食べるようになった。

すると、それまで好物だった肉、卵、牛乳、バターなどの脂こい食物が嫌いになり、野菜や黒パン、魚などを好んで食べるようになった。

その結果、一年で四〇kgの減量に成功して若々しくなり、すべての不調や病気がなくなっていた、という。

百年以上も前の話であるが、欧米ではよくかんで食べる健康法は「Fletcherism」（フレッチャー主義）と呼ばれ、今でも根強い人気がある。

日本人の「かむ」回数は、昭和初期に比べて、半分くらいになっているという。それも種々の生活習慣病が増えている一因であろう。

●体を温める食べ物をとる

人間は、体熱が高く、赤血球が多い（多血症）「赤ちゃん」で生まれ、年齢と共に、体温が低くなり、赤血球も少なく（貧血）なり、白髪、白内障、白斑など白い症状が目立つ「白ちゃん」になって老化して、やがて死を迎える。

雪の色が白いように、「白」は、冷える色だ。宇宙の物体は、冷やすと硬くなる。水を冷やすと氷になるし、食物を冷凍庫に入れると硬くなるように。

よって人間も年齢と共に「白」が目立ってくると、皮ふ、筋肉が硬くなり、肌はガサガサ、立居振舞も柔らかみがなくなり、ぎこちなくなってくる。皮ふや筋肉、骨の体温が低くなっているからだ。

すると、同時に体の中の方も硬くなり、「動脈硬化」「心筋梗塞」「脳梗塞」（四〇年前の医学書には、〝梗〟は〝硬〟とも書かれていた）「癌」（疒の中の〝嵒〟は〝岩〟の意味）……など、体の中に「硬い病気」が出現してくる。実際赤ちゃんに比べて老人の体温は一℃〜一・五℃低い。

人間は、「体熱」で、体内のあらゆる反応が行われ、細胞・臓器が働いているのだから、体熱（温）が低くなる、ということは、〝生命の灯〟が消えつつあることを意味する。

日本人の脇の下の体温は、昭和三二（一九五七）年には三六・九℃あったという。我々医師が使う「医学大辞典」には、今でも三六・八九±〇・三四℃とある。つまり、低い人で三六・五五℃、高い人は三七・二三℃もあるというわけだ。

私は、必ず外来の患者さんの体温をはかることにしているが、今は、ほとんどの人が三五・〇℃代で高い人でも三六・二〜三℃である。つまり、五〇年前に比べて約一℃も体温が低下している。

故に私は、いつも健康のためには体を温める食物をとる必要があることを指導している。

●体温が一度低下すると免疫力は三〇％低下する

一℃の体温低下で、代謝は約一二％落ちる。よって、食べ物として、体内に入ってきた糖や脂肪が十分に燃焼されずに残り、高血糖（糖尿病）や高脂血症が生ずる。脂肪が内臓に沈着すると、metabolic syndrome《メタボリック・シンドローム》である。「内臓脂肪症候群」と意訳してあるが「metabolism」＝「代謝」なのだから、メタボリック・シンドロームの本質は、「代謝（低下）症候群」＝「低体温症候群」と言ってよい。

また一℃の体温低下で、免疫力（白血球の働き）は三〇％以上低下することがわかっている。よって、肺炎、膀胱炎……などの感染症、ガン（三五℃の低体温で最も増殖、三九・六℃以上では死滅）、アレルギー・自己免疫疾患、うつ・神経症などの精神疾患……等々、ありとあらゆる病気にかかりやすくなる。

この四〇年間で医師数が一三万人から三〇万人と増加し、医療技術も長足の進歩をとげ、年間の医療費を四〇兆円以上費消しながらも病気・病人が一向に減らないのは、「日本人の低体温化」が、背景にあると言ってよい。

日本人が低体温化した原因

①筋肉労働・運動の不足

一九六〇年以降の高度成長とともに、交通機関の発達、電気洗濯機・掃除機の普及などで、ウォーキングや肉体労働によって筋肉を動かす、という機会が激減した。

体温の四〇%は筋肉で産生されるのであるから、こうした筋肉労働・運動の不足が、体温を下げる最大の要因になっている。

②塩分の控えすぎ

以前、東北の人たちの塩分摂取量が極端に多く、脳出血や高血圧の罹患者も多かったことから、一九六〇年以降、秋田、青森を中心に減塩運動が展開され、やがて全国に波及していった。

東北の人たちは、厳寒の冬を乗り切るために、**強力に体を温めてくれる塩分**を多く含む漬物、味噌汁、醤油、……等々の食物を多く食べていたわけである。もし、東北の人たちが、塩分控えめの食事をしていたら、冷え（低体温）が大きな原因として起きる肺炎、ガン、リウマチ、うつなどの病気（現在はこうした病気が東北でも増加している）で、死に絶えていたかもしれない。

この減塩運動の結果、日本人が低体温になり、ガン、肺炎、リウマチ、アレルギー、自己免疫疾患、うつ……等々の病気が、日本中に蔓延することになったなどとは、医学者の中で考える人は、皆無のようだが……。

塩は人類最古の調味料であり、塩なしには生命を保てないから「敵に塩を送る」という言葉もあり、塩の交易の場所に「塩」のついた地名が多くつけられているのである。ラテン語（フランス語、イタリア語、スペイン語）では「塩」は「Sal《サル》」という。昔、ローマの兵士の給料の一部が塩で支払われていたから、給料＝Salary《サラリー》という。また「Salus《サルー》」は「乾杯」や「健康」の意味だ。「塩」イコール「健康」なのだ。聖書にも何十カ所に「あなた方は地の塩である」という表現が出てくる。

よって、塩が体に悪いはずはないのである。三分間止められても死ぬほど大切な空気（酸素）も吸い込みすぎると、痙攣を伴う過呼吸症候群になる。よって、息は吐いてから吸いなさい、ということで「呼吸」という。世の中の現象はすべて出すことで、成り立っている。「give and take」「出入口」「出納帳」「損益計算書」……の如く。よって塩が悪いとしたら、体外に出さずに、体内にため込みすぎた時だ。

運動、入浴、サウナ、人参・リンゴジュース、生姜紅茶……等々により、汗や尿（塩は水と一緒に動く）で体外に出せば、本能の欲求するまま、塩分をとっても一向に構わない。

③水分のとりすぎ

日本人の死因の二位の心筋梗塞（約二〇万人）、四位の脳梗塞（約一二万人）が血栓症であるために「水をこまめに飲むこと」「一日二ℓ以上飲むように」……などという指導がなされている。

しかし、水（分）をいくらとっても血液はサラサラになるはずがない。

ドブ川に水を流すと汚れと一緒に水が流れていくので、川はキレイになる。しかし、血栓の成分である赤血球、コレステロール、中性脂肪、フィブリン（タンパク質）、血小板などは、水を飲んで血液中に水分が多くなっても、尿と一緒には捨てられない。

赤血球やフィブリンが尿と一緒に出ていったら「血尿」「タンパク尿」という病気であるし、「コレステロール尿」や「血小板尿」などという病名は聞いたこともない。

つまり、水をいくら飲んでも血液をドロドロにしている成分は体外に出ていかないのである。

だから、この二〇年間「水を飲め」という指導がなされているのに、心筋梗塞、脳梗塞などの血栓症は、減るどころかむしろ増加傾向にある。

約三六・五℃の体温のある温かい人間の体内で「血栓」という「固まり」ができる最大

の原因は体の冷え（低体温）といってよい。

「雨にぬれると冷える」し、「風呂上りに十分に体表の水分を拭かないと冷える」し、「冷却水」という言葉もあるように、水は体を冷やす。よって、飲みたくもない水分を無理して飲むと、体が冷え、むしろ「血栓症」の原因になるという危惧さえ出てくる。

それでも「水分をとらねば」と思っている人は、体を温める（生姜）紅茶、ハーブティ、コブ茶、番茶などを利用するとよい。

④シャワーだけで済ます入浴

湯船に一五分前後入ると体温が一℃～二℃上昇し、代謝も一〇～二〇％上がる。また入浴後も数時間は体温上昇が続く。シャワーには、体温上昇効果はない。

運動後や入浴後は皮ふが輝やき、体も柔らかくなって、若々しく見えるものだ。

体温が上がると、白血球の力（免疫力）も上がり、血栓を溶かすプラスミンという酵素も産生され、血栓症（心筋梗塞、脳梗塞）の予防、改善につながる。正に「風呂は不老長寿」をもたらしてくれるのである。

⑤暑い時期のガンガン冷やすクーラー

五月〜一〇月頃まで、デパート、オフィスをはじめ、ありとあらゆるところでエアコン（クーラー）が利いている。

約六カ月にわたり、人工的に体を冷やすと、残りの六カ月にも悪影響を及ぼし、低体温化に拍車をかける。

⑥体を冷やす食べ物のとりすぎ

西洋医学・栄養学では、食物の価値はビタミン、ミネラル、糖、脂肪、たんぱく質の多寡や含有カロリーで示される。しかし、食べれば「体が温まる食物」（漢方でいう〝陽性食物〟）や「冷える食物」（同じく〝陰性食物〟）が存在する、という概念はない。

一方、漢方医学では、「冷え性」や「冷えの病気」（風邪、リウマチ、下痢、痛み、うつ……）には「陽性食物」を、「熱がり」「熱過剰の病気」（脳出血、大動脈瘤破裂、高熱……）には「陰性食物」を中心に食べさせることで、病気の治療や健康増進に役立ててきた。

●体を冷やす食物、体を温める食物

体を冷やす「**陰性食物**」は、南方産、水っぽい（柔らかい）、酸っぱい、甘い、葉菜・南方産果物、植物性……などの特性がある。

体を温める「**陽性食物**」は、北方産、乾燥した（固い）、塩辛い、根菜・北方産果物、動物性……などの特性がある。

しかし、端的に見分ける方法として、外観の色が**陰性食物は**「**青、白、緑**」の**冷色**を、**陽性食物は**「**赤、黒、橙**」の**暖色**をしている。

左の図表に示すように、戦後、とくに一九六〇年以降日本人は、体を冷やす陰性食物をとりすぎた結果、体温が下がったのである。よって、健康を保ち病気を予防するためには陽性食物をしっかり食べる必要があるし、段々、体温が下がることによって老化していくことを考えると、**老化を防ぎ、若さを保つためにも日常、陽性食物を存分に食べる必要がある。**

陰性食物を食べたい時は、**塩や熱（煮る、焼く）を加えると**、陽性食物に変化する。

体を冷やす陰性食物（青・白・緑）	体を温める陽性食物（赤・黒・橙）
牛乳	チーズ
うどん、白米、白パン	そば、玄米、黒パン
白ワイン、ビール	赤ワイン、黒ビール、日本酒、紹興酒、梅酒
緑茶	紅茶、番茶、ウーロン茶、ハーブティ
白砂糖	黒砂糖、ハチミツ
洋菓子	和菓子
大豆、豆腐	小豆、黒豆、納豆、味噌
葉菜（サラダ）	根菜（煮もの）、漬け物
南方産果物（バナナ、パイナップル、ミカン、レモン、メロン）	北方産果物（リンゴ、サクランボ、ブドウ）ドライ・フルーツ
酢、マヨネーズ	塩、味噌、醤油
脂身（白身）	赤身の魚、肉、塩シャケ、魚介（エビ、カニ、イカ、タコ、貝、カキ）

陰性食物	加える	陽性食物に変化する
牛乳（白、水っぽい）	熱、発酵　→	チーズ（黄、固い）
大根（白、水っぽい）	塩、圧力　→	沢庵（黄、硬い）
	天日　→	切り干し大根
緑茶（緑）	熱、発酵　→	紅茶（赤～黒）
大豆（うす黄）	熱、発酵　→	味噌、醤油、納豆（茶～黒）
白米ご飯（白）	圧力、塩　→	おにぎり（固い）
	熱　→	チャーハン（茶）

●海の食べ物は血管の老いを防ぐ

私が大学院時代、長崎県にある、農村と漁村が隣接している人達の健康調査をやったことがある。

老化度を計る身長・指極比（身長と両腕を水平に拡げ、左右の指先から指先までの距離

＝指極は、若い時はほぼ同じで、その値は一・〇である。年齢と共に、身長が縮み、指極の長さは不変なので、この値は、〇・九八、〇・九六……と小さくなっていく）や血液中のコレステロールや脂肪、蛋白質の多寡、貧血の進みぐあい、心電図、肺活量……等々により、老化度を推測すると、**どの地域でも、漁村の人達の方が老化が遅く、長い間若さを保っている**という結果が出た。その最大の要因として、当然ながら漁村の人達は魚、魚介類、海藻……などの海の食べ物を多食している点である。

以下にその効能を示しているように、魚、魚介類、海藻などは、「人は血管と共に老いる」の**血管の老い＝動脈硬化を防ぐ効果がある**のだ。

魚の効能

魚に含まれるＥＰＡ（エイコサペンタエン酸）やＤＨＡ（ドコサヘキサエン酸）という油（不飽和脂肪酸）には、以下のような効能がある。

①**血管を拡張して血流をよくする**

②**血小板の凝集を抑制して、血栓症（脳梗塞、心筋梗塞）を防ぐ**

③**血圧を下げる**
④**血液中の中性脂肪を下げる**
⑤**動脈硬化を防ぐ善玉（HDL）コレステロールを増加させる**
⑥**総コレステロールを下げる**

なお、DHA（ドコサヘキサエン酸）は、脳の構成物質の一つであり、脳の発達や知能指数、ボケ予防とも深く関係している。

●魚介類（エビ・カニ・イカ・タコ・貝・カキ・メンタイコ……）は生命の糧

エビ・カニ・イカ・タコ・貝・カキ・メンタイコ……等々の魚介類や魚卵にはコレステロールが多く含まれている、と長く信じられてきた。

しかし、一九七七年大阪大学の内科教授（後の学長）であった山村雄一博士が、従来の比色法から、より鋭敏な酵素法で魚介類の**コレステロールを測定したところ、案外と低値**

であることがわかった。比色法では、コレステロールと構造式の似た「β-ブラシカステロール」や「シトステロール」もコレステロールとして測定していたためだという。β-ブラシカステロールやシトステロールは、コレステロールが腸から血液へ吸収されるのを阻止する働きもある由。

その後、こうした魚介類には、「タウリン」という遊離アミノ酸が含まれ、次のような効能があることが明らかにされた。

①血圧を下げる
②不整脈を改善する
③血中コレステロールを下げる
④胆石を溶かす
⑤肝臓の解毒力を強化する
⑥インスリンの分泌をよくして、糖尿病を防ぐ
⑦アルコールの害をとる
⑧強心作用を発揮する

⑨筋肉の疲労をとる
⑩ガンの転移を防ぐ
⑪性力を高める

なお、海藻は、以前、英米では、sea weed（海の雑草）とよばれていたが、最近は、sea vegetable（海の野菜）と言われるようになった。

海藻には、野菜をはるかに凌駕する**ビタミン**、**ミネラル**類が含まれ、**タンパク含有量も多い**。また、**タウリン**も含まれるし、免疫を強化してくれる**フコイダン**などの多糖類も含まれている。

さらに、新陳代謝をよくし、肌を柔らかくし、目に輝きをもたせ、若さを保つために必須の甲状腺ホルモンの原料である**ヨード**が存分に含まれているのも、海藻の特徴である。

「海」には生命を「産み」出したところ、との意味が込められている。もちろん、三〇億年前に初めて生命が誕生したところが海である。

よって、生命の故郷の海に育つ、魚、魚介類、海藻などが我々人間の生命の糧になるのは、当然の理であろう。

●漢方医学から見た、老化を防ぎ、若さを保つ食べ物

漢方（医学）には、「相似の理論」という一見荒唐無稽のように見えるが、実は真理をついている理論がある。

簡単に言うと**「似たような形のものは、似たような働きがある」**という理論だ。

飛行機は鳥に似せて造ってあるし、船は魚に似せてある。

人間の臍から下の下半身は、植物の根に相似する。

「老化は脚（足）から」と先に述べたが、年と共に尻や大腿の筋肉が衰え、下半身が何となく寂しくなってくる。そうすると腰が痛い、膝が痛い、足がむくむ、尿に勢いがなくなる、インポテンツになる……等々の下半身の症状が目立ってくる。

よって、**老化を防ぐには、下半身に相似するゴボウ、人参、レンコン、ネギ、玉ネギ、山芋……などの土の中で育つ植物の根をしっかり食べて、下半身を強くすればよい**、というのが相似の理論である。

昔から俗に、陰茎は「三本目の足」と言われるが、陰茎を強くする強精食物として、ゴボウ、人参、山芋などの根菜が重宝されてきた。それを俗に「ゴボウ五時間、人参二時間、山芋たちまち」と表現していたのである。

八味地黄丸という老化を防ぐ漢方薬がある。山薬（ヤマイモ）、附子（トリカブトの根）、地黄（ジオウの根）、牡丹皮（ボタンの根皮）、沢瀉（サジオモダカの根茎）、桂枝（クスノキの樹皮）、山茱萸（サンシュユの果肉）、茯苓（サルノコシカケの菌核）の文字通り八つの生薬より作られており、山薬から沢瀉までの生薬は、**植物の「根」**である。

八味地黄丸は、具体的には足腰の冷え、むくみ、痛み、しびれ、頻尿、夜間頻尿、前立腺の病気、インポテンツ……など下半身の症状、病気に効く。人間の下半身に相似する**「根」の生薬**からできていることを考えると八味地黄丸の効能が容易に理解できる。

人間の下半身の弱りと目や耳の働きの弱りは、並行して進む。よって、**八味地黄丸は、疲れ目・カスミ目・老眼・白内障、難聴・耳なりにも奏効する。**

ゴボウ

ヨーロッパからアジアの熱帯地域原産のキク科の越年生草本。

●主に炭水化物より成るが、その中の**セルロースやリグニンなどの炭水化物（食物繊維）は腸のぜん動を刺激して、便通をよくし、また腸内の善玉菌の発育を助ける。**

●その結果、腸内にだぶついている**コレステロール、中性脂肪、糖分、発ガン物質、食品添加物**……等々の**余剰物、有害物が大便とともに排泄**され、**高脂血症、糖尿病、大腸ガンなどの予防、改善**に役立つ。

とくに、**リグニン**には、強力な**大腸ガン予防効果**があることがわかっている。

●『**本朝食鑑**』（**一六九七年**）**に、「ゴボウは男性の強精剤である……」**と書いてあるが、含有成分の**アルギニン**は**男性生殖器**のみならず、**女性の子宮・卵巣の働き**をよくすることがわかっている。

●ゴボウに含まれる**イヌリン（炭水化物）は、腎臓の働きを高めて、排尿をよくする作用がある。**つまり、漢方でいう**「腎」の働きを強める**のである。

●ゴボウには、**タンニン**が含まれ、**消炎作用や収斂《しゅうれん》作用**を発揮するので、**皮ふ病のほか、潰瘍や火傷に奏効する。**

●**発汗作用や解毒作用**にも優れているので、**ニキビや発疹をはじめ、血液の浄化に役立つ。**

人参

地中海沿岸から中央アジア原産のセリ科の植物。学名の「Daucus carota L.」の「daucus」はギリシャ語の「daukos」（**温める**）に由来している。

●漢方の相似の理論から言っても、外観が**赤～橙の暖色をした人参は、体を温め、年齢とともに赤血球が減少して貧血になるのを防いでくれる。**「赤い」ので、「**赤血球**」という赤い血球を増やしてくれるのである。

●「万病の素」とされる**活性酸素を除去し、免疫力を増強して、種々の感染症やガンを防ぐ作用のあるβ-カロテンなどのカロテン（carotene）の語源がcarrot（人参）であるこ**とは容易に想像できる。

●**カロテン**（ビタミンAの前駆物質）は、**視力の回復、皮ふ病や肌荒れにも奏効**する。

●イオウ、リン、カルシウムなどのミネラルは、胃腸、肝臓を浄化し、骨・歯を強化する。
●含有成分の「コハク酸カリウム塩」には、血圧を下げる作用や体内の有害な水銀を排泄させる作用がある。

●ガンを防ぐ代表的食物

一九八二年に、米国科学アカデミーは、**ガンを防ぐ代表的食物として、人参の効能**を発表している。

一八九七年に設立され、全世界から集まってくる難病・奇病の患者を、食事療法だけで治していた**スイスのチューリッヒにあったB・ベンナー病院では、朝食には必ず人参二本とリンゴ一個をジューサー（ミキサーではない！）にかけて作る人参・リンゴジュースを供し、食事療法の中心に位置づけていた。**

当時の院長L・ブラシュ博士に「なぜ人参・リンゴジュースはそんなに病気治癒力があるのですか」と尋ねたら、**「人間の体に必要なビタミン（約三〇種類）、ミネラル（約一〇〇種類）をほとんど含んでいるからだ」**との答えが返ってきた。

また、同じく、米国をはじめ全世界からやってくるガン患者を自然療法で治しているメキシコ・ティファナにあるゲルソン病院（アメリカ人医師による経営）では、朝八時から夜八時までの一二時間に一時間ごとに計一三杯の人参・リンゴジュースを患者に飲ませて治療にあたっていた。

イギリスのブリストルにあるブリストル癌ヘルプセンターのガンに対する主治療法は「瞑想」であるが、食事には人参・リンゴジュースを供している。

かくの如く、人参は、現代日本で、死亡原因のダントツ一位を占めている「ガン」（毎年三六万人以上死亡）の予防と改善に役立つほどの威力がある。米国の著名な医学者が、最高のガンの予防法は「Stay young（若さを保つ）」ことである、と喝破しているが、人参のガンに対する効果は、「老化予防・若返り」の作用によりもたらされると考えてよい。

アメリカ南フロリダ大学の研究チームが、ワシントン州に住む六五歳以上の日系人男女一八三六人を七〜九年にわたり調査したところ、人参などの野菜やリンゴなどの果物で作

るジュースを最低週に三回飲む人は、一回未満の人に比べてアルツハイマー病のリスクが七五％も低かった、という。

野菜や果物に含まれる**ポリフェノール**（後述）や**葉酸**などの**抗酸化物質**が効いているのだろう、と考えられている。

ヤマイモ

日本、台湾に野生するヤマノイモ科の多年生つる性草本。

●ヤマイモには、**ジアスターゼ、カタラーゼ、グルコシダーゼなどの諸酵素が豊富に含まれているため**、「トロロ飯」「トロロソバ」など、かなり食べすぎても、すぐに胃がスッキリするものだ。

昔から、ヤマイモ、サトイモ、ウナギ、ドジョウ、納豆、オクラ……等々、ヌルヌル・ネバネバ食品は、精力剤になる、と言われているが、**ヌルヌル・ネバネバの主成分はムチンで、タンパク質の吸収をよくし、滋養強壮効果を発揮する。**

●江戸時代の『**和歌食物本草**』に**「トロロ汁、折々少し食すれば脾臓《ひぞう》（＝胃）のくすり気**

虚を補う」とある。
●『神農本草経《しんのうほんぞうきょう》』にも、ヤマイモについて「虚弱体質を補って早死にを防ぐ。胃腸の調子をよくし、暑さ寒さにも耐え、耳、目もよくなり、長寿を得られる」とある。
●漢方でも、胃腸や腸、腎臓の働きを強化し、「消化促進、寝汗、下痢、頻尿、帯下《たいげ》、腹痛、咳、糖尿（病）……」に効く、としている。
●漢方薬「八味地黄丸」の主成分がヤマイモ（山薬）で、八味地黄丸は「足腰の冷え、むくみ、痛み、頻尿、老眼、白内障、インポテンツ、乾燥肌（皮ふのかゆみ）、骨粗しょう症……」等々、老化による症状や病気に対する妙薬だ。
●ヤマイモの粘り気のもう一つの成分「デオスコラン」には、血糖を下げる作用があることが、証明されている。

厳密に言うと根菜ではないが、土の中に育つ根茎の生姜の効能にも触れておく。

生姜

生姜は、インド原産で、学名は「Zingiber officinale」。「Zingiber」はサンスクリット語で「角状」を意味する「sringavera」より来ている。「officinale」は「薬用の」「薬効のある」という意味である。

●生姜は中国では古くから重宝されており、紀元前五〇〇年ごろに活躍した**孔子**も**「食事をするときは、生姜を必ず一緒に食べる」**ことを習慣にしていた、という。

●紀元前二世紀には、古代アラビア人により、インドから海上ルートで、古代ギリシャやローマに伝えられた。

●約二〇〇〇年前の漢方の原典とも言うべき**「傷寒論《しょうかんろん》」**には、**「生姜は、体内のすべての臓器を刺激して活性化させ、体を温める。代謝を調節し、体内の余分な体液（水毒）をとり除き、駆風《くふう》（ガスを排出）し、消化を助ける。心窩部《しんか》（みぞおち部分）の膨満を防ぐのに役立つ……」**と書いてある。

●明時代に書かれた薬学書である**『本草綱目』**には**「生姜は百邪（種々の病気）を防御す**

る」とある。

我々医師が使う医療用漢方薬約一五〇種のうち、約七割の漢方薬に生姜が用いられている所以《ゆえん》である。インドの医学「アーユルヴェーダ」にも「生姜は、神からの治療の贈り物」と書かれているし、イスラムの聖典『コーラン』には、「天からの聖なるスピリッツ」と表現されている、という。『アラビアン・ナイト』には、生姜は「媚薬」として登場する。

「生姜」を意味する英語の「ginger」を辞書で引くと、

（名詞）①生姜
②元気、意気、軒高、気骨、ぴりっとしたところ
There is no ginger in him.（彼には気骨がない）
（動詞）①……に生姜で味をつける
②元気づける、活気づける、励ます、鼓舞する

とある。イギリス人も生姜の効能をよくわかっていたことになる。

ヨーロッパの医学を一〇〇〇年以上にわたってリードしてきた**イタリアのサレルノ大学の医学校では、「老人はもっと生姜を食べよ。そうすると、若いときと同様に、愛し、愛され、幸せな生活を送れるだろう」**と、年配者への強壮・強精剤として、生姜を奨励している。

日本には、三世紀ごろ、稲作とともに呉（中国）を通して伝えられたが、『魏志倭人伝』（三世紀後半）に「生姜やミョウガの利用の仕方がわからない……」と書いてある。

しかし、平安時代になり、生姜の栽培が始まり、日本最古の医学書である**『医心方』**（九八四年ごろ）には、**「平安貴族たちが、生姜の薬効を認め、風邪薬として重用していた」**と記載されている。

●生姜の含有成分

生姜一〇〇g中　水分＝九一・九g、タンパク質＝〇・九g　脂質＝〇・一g　食物繊維＝二・五g、ミネラル＝〇・八g、ビタミン＝少量（A＝一μg、B_1＝〇・〇三㎎、B_2

＝〇・〇三㎎、Ｃ＝二㎎）と、西洋栄養学的には、栄養価の高い野菜ではない。**セックス・ミネラルの亜鉛**がかなり大量に含まれている以外は。

ただし、**ジンゲロン**、**ジンゲロール**、**ショウガオール**などの辛味成分と、**ジンギベロール**、**ジンギベレン**、**クルクミン**、**ピネン**などの芳香成分を含めた約四〇〇種類の**ファイトケミカル**（植物性化学成分）が含まれており、その総合作用が以下に示す「生姜」の薬効を醸し出している。しかし、あくまで、辛味成分が主役ではあるが。

●生姜の効能

(1) 体を温める作用

血管を拡張して血流をよくし、また、副腎髄質を刺激してアドレナリンの分泌を促して、体を温める。

(2) 免疫力を高める作用

好中球（白血球）の数を増し、その働きを促進させて免疫力を増強させる。

(3) 抗菌、抗ウイルス、抗真菌、抗寄生虫作用

寿司屋のガリは、食中毒を防ぐ意味がある。

(4) **抗ガン作用**

抗ガン剤の副作用の一つである嘔気、嘔吐に対して、生姜が著効を呈する、という論文は、欧米の学者から数多く出されているが、米国ミネソタ大学のアン・ボード、ジガン・ドン両博士は、**大腸ガンに生姜が効く、**と実験報告している。同大学では、**卵巣ガンに対する生姜の効能**についても発表している。

生姜の体を温める効果、抗酸化作用、白血球増強（免疫力促進）作用が相乗的に働いて、種々のガンに効果を発揮すると思われる。また、ガン細胞は、「飢餓」や「発熱」の状態に宿主（人体）がおかれると、自ら「自殺」（専門要語で〝アポトーシス〟という）する。生姜の辛味成分は、このガン細胞の〝アポトーシス〟を促進することも明らかにされている。

(5) **発汗・解熱作用**

(6) **去痰・鎮咳作用**

(7) **鎮痛・消炎作用**

アスピリンやインドメタシンなどとほぼ同様の効果。

(8) **血液凝固の抑制作用＝抗血栓（心筋梗塞、脳梗塞の予防・改善）**

(9) **強心作用**

代表的な強心剤のジギタリスと作用が酷似。

(10) **健胃作用・消化・吸収促進作用**

含有成分のジンギベインには、強力なタンパク質消化作用がある。

(11) **抗潰瘍作用**

(12) **鎮吐（吐き気をとる）作用**

(13) **「めまい」を防ぐ作用**

(14) **血中コレステロール低下作用**

ニラ、ニンニク、ネギ、タマネギ（アリウム属の野菜）

ニラ、ニンニク、ネギ、タマネギ、ラッキョウも根っこの野菜と考えていい。これらはアリウム属と分類される野菜で、それぞれ同じような効能を持っている。

●「ニラ」は「陽起草《ようきそう》」といわれるほど、生長力と生命力の強い野菜である。**下痢、精力減退、生理不順・生理痛**には、ニラを適量に刻んで味噌汁に入れたニラ味噌汁を飲むといい。

●「**ニンニク**」は古代ギリシア・ローマ時代から「農民のための万能薬」と呼ばれ、ローマの兵士は出陣前に食べて精気をつけたといわれる。エジプトのピラミッドや中国の万里の長城をつくるために働いた奴隷の活力源も、このニンニクだった。

下痢、インポテンツ、倦怠感など「腎虚」の症状には、お粥にニンニクを刻んで入れて食べるといい。

●「**ネギ**」は「葱《ねぎ》は気の義なり。根を賞するにより根葱という」と古書に紹介されているように、気を高める作用が昔から知られていた。

高齢者や冷え性の人の不眠症には、刻んだシソの葉とネギを入れた温かい味噌汁を寝る前に飲むといい。気持ちが和らいで、よく眠ることができる。

●「**タマネギ**」は、古代ギリシアの歴史家ヘロドトスが「古代エジプトのピラミッド建設に従事した奴隷にタマネギとニンニクを食べさせて、仕事の効率を上げた」と書いているほど、四〇〇〇年以上も前から食べられていた強壮剤である。

また、イギリスには「**一日一個のタマネギは医者を遠ざける**」という諺《ことわざ》もあり、台所や病室にタマネギを置いて「**疫病よけのお守り**」のように用いられていた。

下半身の冷えを伴う高血圧、糖尿病、倦怠感には、タマネギの赤茶色の薄皮をコップ一杯の水に入れ、半量まで煎じて毎日飲むといい。

また、タマネギ、ダイコン、ワカメをスライスしてサラダにし、醤油味ドレッシングをかけて食べる方法もある。

●アリウム属野菜に含まれるアリイン

アリウム属の野菜には、疲労回復の効果があるビタミンB_1の働きを高め、滋養強壮を促進する働きがある。

それは、これらの野菜には、抗酸化作用などの働きをするアリイン（アリル硫化物）という成分が含まれているからだ。

このアリインは、細かく砕くと分解されてアリシンに変化する。タマネギを切ると涙が止まらなくなる、例の強烈な刺激臭の成分である。

少し難しくなるが、ビタミンB_1は、通常、腸内で食べものを消化・分解しているアノイリナーゼによって破壊されてしまう。

しかし、アリシンと結合すると破壊されなくなり、ビタミンB_1が守られる（アノイリナーゼがアリシンと結合するとアリチアミンに変化するため）。

●アリウム属野菜の効能

①殺菌作用
②駆虫作用
③整腸作用（少量でせん動促進、多量で下痢止め）
④血糖を下げる作用（グルコキニンという成分の作用）
⑤発汗・利尿作用
⑥血液の循環促進作用
⑦抗血栓・抗アレルギー作用（硫化アリルの一種、チオスルフィネートの作用）
⑧解毒作用
⑨血圧を下げる作用
⑩抗コレステロール作用
⑪強肝作用
⑫強壮・強精作用

など多岐にわたる。
注意すべきなのが、ニンニクは多食すると胃腸の粘膜を荒らしたり、目を傷めたりするという報告がある点だ。
眼病や潰瘍、胃腸虚弱の人は少なめにしたほうがいいだろう。

●西洋医学から見た、老化を防ぎ、若さを保つ食べ物

英国ケンブリッジ大学の研究チームが、一九九三年〜一九九七年に、ガンや循環器疾患にかかったことのない四五〜七九歳の男女約二万人に、次の「四つの習慣」について回答してもらった。

(1) 野菜と果物を毎日食べる
(2) アルコールを適度に飲む
(3) 運動を日常的にする
(4) タバコを吸わない

その後、二〇〇六年まで、その人達の生死を確認した結果、**「四つの習慣」を守ると、全く守らない人に比べて、一四年間長生きできることがわかった**という。

なお(1)は、野菜と果物を毎日五皿以上。(2)は、缶ビール一本、またはグラス一杯のワインを週に一～一四本／杯。

また、アメリカのシカゴ大学の研究班が、長年にわたり調査・研究した結果、「老化を防ぎ、一〇〇歳まで健康に生きられる条件」として、

(1)ブドウ、ブルーベリーなどの「紫の果物」や赤ワインは、ポリフェノールに富み、心臓病やアルツハイマー病の予防に役立ち、長生きする。
(2)血管を柔軟に保つ働きのあるカテキンを含む緑茶・紅茶の常用者は長生きする。
(3)一日三〇分歩く人は、たとえ太っていても長生きする。
(4)血圧、血液中のコレステロール、脈が正常で、非喫煙者なら、六～九・五年長生きする。

などをあげている。

こうした英米の研究から、**野菜、果物、お茶、アルコールなどは、老化を防ぎ、若さを持続させ、長生きに役立つ食物**と言える。

●野菜や果物の中のファイトケミカルが健康長寿に役立つ

野菜や果物といえば、**ビタミン類**（約三〇種）や**ミネラル類**（約一〇〇種）を豊富に含有しているのが特徴だ。ビタミンやミネラルの不足からくる病気や体調不良に対して、野菜や果物を食べることにより、それらを改善することができると一般には考えられている。（151頁〜158頁図表参照）

もちろん、そうした面もあるが、ビタミン、ミネラル以外にも、**植物中にはファイトケミカル（phyto＝植物の、chemical＝化学物質）と総称される「植物が生産する非栄養成分」が存在している。**

その代表が、**ポリフェノール**だ。ポリフェノールとは、植物の葉、茎、樹皮、花、果皮、種子に含まれ、植物が作り出す色素や防御成分の総称である。
ポリフェノールのうち、フラボノイドとアントシアニンは色素成分で、フラボノイドが「黄～橙」、アントシアニンが「青～赤」の色をしている。

カテキンは無色であるが、熱や酸素などが加わると重合して「**タンニン**」という苦くて渋い物質に変わり、褐色に変色する。リンゴや桃、バナナの皮をむくと変色するのは、このカテキンのせいで、葉や未熟な果実を虫や小鳥などの小動物から守る働きがある。
ポリフェノールとは違った構造式をもつものに**カロチノイド**がある。**人参のカロチンやトマトのリコピン**などであり、ファイトケミカルの一つと考えてよい。
最近よく耳にする**イソフラボン**、**ダイゼイン**、**サポニン**、**レスベラトロール**、**ケルセチン**、**ルチン**、**アピン**、**ＭＭＳＣ**などもすべて、**ファイトケミカル**と考えてよい。

つまり、**体によいと言われるお茶**、**赤ワイン**、**ココア**、**そば**、**リンゴなどの薬効成分が、皆ファイトケミカル**なのである。

●人体内の有毒物を解毒・排泄してくれるファイトケミカル

植物は、生まれてから死ぬまで同じ場所に留まり、害虫や有毒物質、紫外線など有害物にさらされたり、攻撃を受けても、逃げも隠れもできない。そのため、体内に入ってきた**有害物を解毒・除去する力が備わっている。その主役を演ずるのが、こうしたファイトケミカルである。**

ファイトケミカルは、人体に入ってきても同様の作用を発揮し、**人体内の有毒物を解毒・排泄してくれる。**

活性酸素は、細胞の膜や遺伝子を傷つけ、脂肪を過酸化脂質に変えるなどして、動脈硬化や炎症、ガンなど種々の病気や老化の一大要因になる。

この活性酸素を除去する力のことを「**抗酸化力**」というが、**ファイトケミカルには強力な抗酸化力がある。**

セロリやナスに含まれる**アピン**、**お茶**の中の**ルチン**、**キャベツ**に含まれる**MMSC**などのファイトケミカルは、**白血球の働きを増強し**、TNFなどのサイトカイン（白血球の生理活性物質）の分泌を促して、**免疫力を高める**こともわかっている。

ファイトケミカルは、実に三、〇〇〇種以上存在することが明らかにされており、これこそが、三〇〇〇年の歴史をもつ漢方薬や、西洋のハーブ、日本に伝わる民間療法薬などの有効成分なのである。

野菜、果物をはじめ、豆類、種実類、穀物……などの「薬効」は、このファイトケミカルの力に負うところが大である、と考えてよい。

野菜、果物には、ビタミン、ミネラルが豊富に含まれ、ファイトケミカルも存分に含まれているので、「老化を防ぎ、健康長寿に役立つ食物」の筆頭にあげられるわけだ。

●色の濃い野菜・果物ほど抗酸化（抗老化・抗病）力が強い

野菜・果物は太陽光と土と水によって育てられる。よって陽が当たらない所で育ったモヤシなどは、白っぽい。野菜・果物にとって太陽光は、生命の源泉であると同時に紫外線が当たると、活性酸素が多量発生するので、「両刃の剣」でもある。よって、陽光をたくさん浴びて育つ野菜・果物の色は、紫外線に対処するために黒～紫～赤の濃い色をしていることが多い。

よって、131頁にシカゴ大学の調査で示されているようにブドウ、ブルーベリー、赤ワインなど色の濃い果物やアルコールは、ポリフェノールに富み、健康効果も高いのだろう。

野菜・果物の色とそこに含まれるファイトケミカルについて、以下、一覧表にしてみる。

色	含まれる野菜・果物	ファイトケミカル	効能
黒	黒豆（皮） 黒米（皮） 黒砂糖 黒ゴマ	アントシアニン セサミン	抗酸化作用 抗ガン、抗ストレス
赤	トマト、スイカ 赤のグレープフルーツ	リコピン	抗ガン 前立腺の病気の予防
赤紫	ブドウ、ブルーベリー、イチゴ プルーン、赤リンゴ、赤ワイン	アントシアニン	血栓、心筋梗塞予防 長寿

橙	人参、カボチャ、サツマ芋 マンゴー	カロテン	ガン予防 抗酸化作用
黄橙	オレンジ、ミカン、モモ パパイヤ	β-クリプトキサンチン	強力な抗ガン効果
黄緑	ホウレンソウ、グリーンピース アボガド	ルチン ゼアキサンチン	黄斑変性症（物がゆがんで見える）や白内障の予防
緑	キャベツ、芽キャベツ ブロッコリー	スルフォラファン イソチオシアナート	抗ガン作用
白	ニンニク、タマネギ、洋ナシ 白ワイン	フラボノイド	抗ガン作用、白血球の力を強める作用
無	茶（ただし、加工過程で変色して茶色に）	カテキン（タンニン）	抗酸化、殺菌作用

●ブドウや赤ワインに含まれるレスベラトロールにある延命効果

フランス人は、肉、卵、牛乳、バターなどの高脂肪食を、ドイツやイギリスの人々と同様に多くとっているにもかかわらず、動脈硬化による心筋梗塞、脳梗塞が少ないという現象はFrench《フレンチ》 Paradox《パラドックス》（フランスの逆説）といわれる。

人口一〇万人に対する心臓病による死亡率が、ドイツ＝二二二人、フランス＝八五人で、約三分の一である。

フランスのボルドー大学のルノー教授が、フランス東部に住む中年男性三万四千人を調べたところ、**「一日一～二杯の赤ワイン摂取により、心循環器系疾患が三〇％減少し、ガン死亡率も一八～二四％低下する」**と発表した（一九九二年）。

二〇〇六年一一月発行の、世界的に権威のある科学誌『Nature』に、アメリカのハーバード大学（医）のデービッド・シンクレア教授らは**「赤ワインやブドウの皮に含まれる"レスベラトロール"というポリフェノールに延命効果がある」**との論文を発表した。

二〇一一年六月一二日（六月二六日、七月三日にも再放送）に放映された「ＮＨＫスペシャル」で、〝レスベラトロール〟は一躍有名になった。

老化を遅らせ、寿命を延ばす〝サーチュイン《sirtuin》〟という遺伝子を活性化させるためには、七週間ほどの摂取カロリー制限（カロリス）が必要であるが、カロリスを実行しなくても、**ブドウに含まれる〝レスベラトロール〟を摂取しつづけると、「サーチュイン長寿遺伝子を活性化できる」**というもの。

ヨーロッパでは、聖書や神話、伝説などにブドウやワインが数多く登場する。古代ギリシャやローマの文化は、ブドウとともにあったと言っても過言ではない。

ブドウには、点滴によく用いられ、すぐに細胞のエネルギー源になることで有名な**ブドウ糖**や**果糖**が豊富に含まれ、**鉄**、**カルシウム**、**マグネシウム**……などの**ミネラル**、**ビタミンB$_1$・B$_2$・B$_3$・C**も存分に含まれている。また、アペタイザーになる**クエン酸**、**リンゴ酸**、**酒石酸**などの有機酸も含まれ、古くからヨーロッパで重宝にされてきた果物である理由がよくわかる。

●リンゴも不老の果物

リンゴは、ギリシャの伝説に「**人をとこしえの世界に導き、人にとこしえの生命と幸福を与えてくれる果実**」として登場するし、北欧神話にも、神々が「〝**永遠の青春のリンゴ**〟**を食べて、不老長寿を保った**」という逸話がある。

アラビアの民話には、リンゴは〝**万病の薬**〟として登場するし、イギリスには

〝An apple a day keeps the doctor away〟(**一日一個のリンゴは医者を遠ざける**)

〝Eat an apple going to bed, make the doctor beg his bread〟(**寝る時にリンゴを食べれば、医者を乞食にしてやれる**)

などの諺がある。

よって、ヨーロッパの人々は、リンゴの健康、長寿、病気予防効果について、知悉していたことがわかる。

リンゴには、ビタミン類やミネラル類がバランスよく含まれ、有機酸のリンゴ酸は解熱、

消炎作用を有し、食物繊維のペクチンは便通を整え、便秘にも下痢にも奏効することなどは、以前から知られていた。

フィンランドの国立公衆衛生研究所のポール・クネクト博士は、「**リンゴをよく食べる人は、肺ガン、喘息、糖尿病、心臓病になる危険性が、それぞれ六〇％、二五％、二〇％、二〇％も低くなる**」との疫学調査の結果を発表している。

これは、リンゴに含まれる**ポリフェノールのケルセチン**の効能で、一日一個のリンゴで十分である由。

ちなみに、ケルセチンは、タマネギ、キャベツ、イチゴなどにも含まれている。

三重大学医学部の樋廻博重教授らが、「**リンゴに含まれるポリフェノールのプロシアニジンを、培養した人の胃ガン細胞に与えた結果、アポトーシス（ガン細胞の自殺）が起こる**」と発表。

さらに、米国アイオワ大学のクリストファー・アダムズ博士らは、**リンゴの皮に含まれる「ウルソ酸」には、筋肉成長を促すことを実験で確認している。「老化を防ぎ、若さを保つ」ために最も大切な筋肉の成長を、リンゴは促進してくれるのである。**

●お茶の成分・カテキンのすごい効能

シカゴ大学の研究でも、**「血管を柔軟に保つ働きのあるカテキンを含む緑茶、紅茶の常用者は長生きする」**とある。

お茶の成分は、約二〇〇種類も明らかにされているが、そのうち、次の三つが、とくに有名である。

カテキン………渋味のもと
カフェイン……苦味のもと
テアニン………旨味のもと

カテキンは、お茶の薬効成分として、最近クローズアップされているが、化学名をフラバン・3・オルスといい、ポリフェノール構造をもつフラボノイドの一種である。

カテキンの含有量は、緑茶で一〇〜一五%、紅茶で五%程度だ。

カテキンの効能

(1)**抗菌作用**……黄色ブドウ球菌、カンピロバクター、腸炎ビブリオ、サルモネラ菌（いずれも食中毒の原因菌）、赤痢菌、コレラ菌、ＭＲＳＡ（院内感染菌の一つ）、マイコプラズマ、真菌（カビ）、虫歯菌を殺菌する。

(2)**抗ウイルス作用**……インフルエンザ、ヘルペス、ポリオなどのウイルスに対する抑制作用

(3)**抗ガン作用**……胃、肺、乳房などのガンの増殖抑制

(4)**抗酸化作用**……老化や万病を防ぐ

(5)**免疫力増強作用**……Ｂリンパ球を活性化し、免疫グロブリンの産生を促す

(6)**血小板凝集抑制作用**……血栓症（心筋梗塞、脳梗塞）を防ぐ

(7)**抗アレルギー作用**……好酸球の働きを活性化することによる

(8)**抗潰瘍作用**……活性酸素による胃粘膜の攻撃を防ぐ

(9)**糖・脂質代謝促進作用**……血中の糖、コレステロール、中性脂肪を低下

(10)**抗毒素作用**……コレラ、腸炎ビブリオ、ブドウ球菌アルファ毒素、百日咳毒素、ベロ

毒素などの細菌感染症で発生する毒素を無毒化する

イギリスでは一八四〇年以降、生水に代わり、紅茶を多飲するようになってから、コレラが急減したとされる。日本でも「濃茶目は毒気の薬」（濃い目のお茶が毒気に効く）と言われていた。

●アルコールは適量を守れば若さを保つ薬

「**酒は百薬の長**」（日本の諺）といわれるし、ヨーロッパでも「wine is old man's milk」（**ワインは老人のミルク**）と言われるほど、健康・長寿・抗老化・若返りにとって効果の高い飲物である。

「人は、血管と共に老いる」（オスラー博士）は名言だ。年齢と共に、動脈硬化により血管が細くなり、人体を構成する六〇兆個の細胞に、十分な栄養素、酸素、水分が送り届けられなくなると、その細胞で構成されている組織、器官、臓器は老化していく。

適酒により、血管内皮細胞からウロキナーゼという抗血栓酵素の産生が促されて、血液がサラサラになり、動脈硬化を防いで、若さを保つことができるし、血栓症（心筋梗塞、脳梗塞）も予防改善してくれる。

ウロキナーゼを産生する力は、焼酎が一番強く、続いてワイン、日本酒、ビール、ウイスキーの順になる。

焼酎好きな種子島、屋久島、奄美大島の人たちが、健康長寿なのもうなずける。

二〇〇三年一〇月三一日に、一一六歳で大往生をとげた鹿児島市の本郷かまとさんは、黒砂糖から作る焼酎を毎日飲んでいたというし、かまとさんと同郷の鹿児島県大島郡伊仙町出身で、一九七九年に「ギネスブック」で世界一の長寿者に認定された泉重千代翁も、毎日一杯の黒糖焼酎を飲むのが、楽しみだった、という。

重千代翁は、江戸時代の慶応元年（一八六五）に生まれ、一九八五年に一二〇歳（大還暦）を迎え、昭和六一年（一九八六）に亡くなった。

私が五度調査研究に赴いたコーカサス地方（ジョージア共和国）の一〇〇歳以上の長寿者達は朝食から三度の食事とともに自家製の赤ワインを飲んでいたのが、印象深い。

酒の語源は「栄え水」と言われるが、飲みすぎると、「百薬の長」どころか、「気狂い水」になる。

昔から「一杯は人、酒を飲み、二杯は酒、酒を飲み、三杯は酒、人を飲む」と言われるが、酒が薬になるか毒になるかは、「二杯」が境目になるようだ。

種々の調査、研究でも**日本酒なら二合以内、ビールなら大びん二本以内、ワインならグラス二〜三杯以内、焼酎ならお湯割り三〜四杯以内、ウイスキーならダブル二杯以内……**というのが、健康を増進するアルコール量であることが明らかにされている。

適量を守れば酒の効能は次のようにたくさんある。

(1) ストレスを発散し、睡眠をよくする

(2) 胃液の分泌をよくして食欲を増す

食前酒がアペタイザー（食欲増進剤）として用いられることを考えれば納得できる。

(3) 免疫力を高める

一九九六年、愛媛大学の奥田拓道教授は、日本酒の酒粕成分が、ＮＫ細胞（白血球の一種）の活性を高めて、免疫力を強くすると発表。

(4)ガン抑制効果

秋田大学医学部の滝沢行雄名誉教授は、「日本酒に含まれる低分子量成分に発ガン抑制作用がある」との研究発表をしている。

デンマークの防疫研究所が二万八〇〇〇人の男女を三〇年間追跡調査したところ、

週に一～一三杯のワインを飲む人……二五％

週に一四杯以上のワインを飲む人……五〇％

も肺ガンのリスクが低下することが判明したという。

(5)動脈硬化を予防するＨＤＬ（善玉）コルステロールを増やす

(6)脳卒中を防ぐ

「ビール、ワイン、ウイスキー、ブランデーなど、どんなアルコールも一日一～二杯の適酒を守れば、脳卒中の発作リスクが、非飲酒者より四九％低くなる。しかし一日七杯以上の飲酒者は、逆にリスクが三倍になる」（米国コロンビア大学・エルキンド助教授）

(7)心臓発作を減らす

「適酒（週七杯前後）は心臓発作や心不全の発症を防ぐ」（米国、ベス・イスラエル病院

のK・ムカマル博士ら）

「一日一杯飲酒する高血圧患者は、心臓発作リスクが三二％低く、一日一～二杯飲酒では二八％低い」（オランダのユリウス健康科学センターのユリーネ・ボイレンス博士ら）

(8) 糖尿病のコントロールを良好にする

「一万二、八二一人の糖尿病患者とアルコール摂取量の関係を調べた結果、三合未満（日本酒換算）の適酒なら、むしろ血糖のコントロールが良好」（一九九二年、日本臨床内科医会）

「一九〇人の糖尿病患者を、A群〈毎晩ワインを飲むグループ〉、とB群〈全くアルコールを飲まないグループ〉に分けて、早朝空腹時血糖（正常値＝五〇～一〇九mg／dl、一二六mg／dl以上＝糖尿病）を調べたところ、A群の方がB群より二二mg／dlも低かった」（米国での研究）

(9) 脳を活性化し、ボケやアルツハイマー病を防ぐ

「ビール、ワイン、蒸留酒に関係なく、一日に一～二杯の適酒は、学習能力や思考力を向上させる」（米国インディアナ大学、クリスチャン博士ら）

「赤ワインを毎日三～四杯飲む人は、非飲酒者に比べて、ボケやアルツハイマー病の発症

が四分の一以下である」（フランス・ボルドー大学・オウゴゴソ博士）

「一四三もの研究の被検者、三六万五、〇〇〇人のデータを分析したところ、適酒（男性では一日二杯、女性では一日一杯）をする人は、アルツハイマー病の発症率が二三％低い。アルコールが脳の血流ひいては脳代謝を改善することが要因」（米国、ロヨラ大学・シカゴ校医学部の研究チーム）

⑽ 高齢者の身体障害を防ぐ

米国ＵＣＬＡ（カリフォルニア大学・ロサンゼルス校）のＡ・カルラマングラ助教授は、「五〇歳以上の健常者四二七八人を一〇年間追跡調査したところ、軽度〜中等度の飲酒（週一五杯未満、一日五杯未満）をする高齢者では、歩行や着替え、食事や雑用など日常活動に支障をきたす確率が二五％低いが、多量の飲酒者や全く飲まない人では、身体障害のリスクが高い」との研究結果を発表。

アルコールの効能は、血管を拡張し血流をよくすることにより、人体六〇兆個の細胞、及びそれにより構成される組織、臓器の働きをよくすることによって、醸し出されると考えられる。

どのアルコールも、適酒により、さまざまな恩恵にあずかれるが、アルコールの種類により、以下のような特殊な効能がある。

(1)焼酎……血栓（心筋梗塞、脳梗塞）の予防・改善
(2)白ワイン……食中毒菌（大腸菌やサルモネラ菌など）の殺菌
(3)赤ワイン……含有成分のポリフェノールが心筋梗塞を防ぐ。また、長寿遺伝子を活性化させる
(4)リンゴ酒……K（カリウム）を多く含み、血圧を下げる
(5)ラガービール……ミネラル・シリコンを多く含み、骨を強化する
(6)黒ビール……大麦由来の水溶性食物繊維を含み、整腸作用に優れる
(7)ウイスキー……ウイスキーの樽材から溶出した香気は、ストレスによる脳の興奮を鎮め、気持ちをリラックスさせるGABA（γ-アミノ酪酸）の働きを促進する

●健康長寿に役立つビタミン・ミネラル

◎ビタミン

脂溶性ビタミン	主な作用・効能	欠乏症状・病気	
ビタミンA	成長、皮膚粘膜・視力・免疫などの働きに関与する	成長不良、乾燥肌、視力低下、免疫低下	カブ、カボチャ、人参、キャベツ、セロリ、レタス、トウガラシ（カロチン）、海藻類、アボカド、カキ（柿）、スモモ、パパイヤ、ミカン、アナゴ、イワシ、ウナギ、カツオ、コイ、サンマ、スズキ、タラ、ドジョウ、ハモ、ウニ、鶏肉、鶏卵、牛乳、チーズ、ココア・チョコレート、ヨーグルト
ビタミンD	骨・歯の代謝	くる病、骨粗しょう症	キノコ類、イワシ、カレイ、サンマ、スズキ、タラ、ドジョウ、ヒラメ
ビタミンE	老化予防、抗動脈硬化、生殖	不妊、老化、動脈硬化	カボチャ、ホウレンソウ、パセリ、海藻類、コメ（玄米）、ダイズ、ゴマ、ピーナッツ、アボカド、ブドウ、ミカン、クルミ、アナゴ、イワシ、ウナギ、サケ、サンマ、イカ、植物油、ココア、チョコレート、豆腐
ビタミンK	止血、肝機能	出血、肝機能低下	キャベツ、ホウレンソウ、ダイズ、カキ（葉）、納豆

水溶性ビタミン	主な作用・効能	欠乏症状・病気
ビタミンB_1 カブ（葉）、ニンニク、ピーマン、ハクサイ、シソ、セロリ、タマネギ、トウガラシ、レタス、サツマイモ、サトイモ、コメ（玄米）、コムギ（小麦胚芽）、ソバ、ダイズ、海藻類、キノコ類、イチジク、スイカ、パイナップル、バナナ、ビワ（葉・種）、ブドウ、メロン、ウナギ、カレイ、コイ、ドジョウ、ヒラメ、アワビ、ウニ、タコ、牛肉、牛乳、チーズ、鶏卵、黒砂糖、ハチミツ、ラッキョウ、豆腐、ココア、チョコレート、ビール	炭水化物（糖）の代謝	脚気、疲労
ビタミンB_2 カブ（葉）、ネギ、ピーマン、シソ、セロリ、タマネギ、トウガラシ、レタス、サトイモ、大豆、海藻類、キノコ類（マツタケ）、コメ（玄米）、コムギ（小麦胚芽）、ソバ、イチジク、スイカ、パイナップル、バナナ、ブドウ、メロン、イワシ、カツオ、カレイ、コイ、サケ、サバ、タイ、ドジョウ、ヒラメ、アサリ、アワビ、ウニ、シジミ、タコ、牛肉、牛乳・チーズ、鶏卵、黒砂糖、ハチミツ、ココア、チョコレート、ヨーグルト、豆腐、納豆	解毒	口内炎、舌炎、肌荒れ、肝臓病
ビタミンB_3（ニコチン酸） ネギ、コメ（玄米）、コムギ（胚芽）、ピーナッツ、ブドウ、アジ、イワシ、カツオ、サバ、マグロ、タラコ、酵母、レバー	糖・脂質代謝	ペラグラ（皮ふ炎、口内炎、下痢）

水溶性ビタミン			
ビタミンB_5（パントテン酸）	体内のすべての代謝に関与	白髪、神経疲労、手足のしびれ	ジャガイモ、緑葉野菜、コメ（玄米）、コムギ（胚芽）、豆類、ピーナッツ、鶏卵、ロイヤルゼリー、レバー、ビール
ビタミンB_6（ピリドキシン）	タンパク代謝	貧血、皮膚病、神経炎、早老	キャベツ、ピーマン、人参、海藻類、コムギ（胚芽）、大豆、ピーナッツ、バナナ、イワシ、カツオ、サケ、サンマ、マグロ、魚肉、牛乳、納豆、レバー、酵母
ビタミンB_{12}（コバラシン）	核酸の合成、タンパク代謝	悪性貧血、疲労、無気力	海藻類、コムギ（胚芽）、カツオ、サンマ、アサリ、カキ（牡蠣）、シジミ、醤油、味噌、レバー、酵母
ビタミンB_{17}（アミグダリン）	抗ガン作用	ガン	ウメ、サクランボ、モモ、ビワ（種・葉）、リンゴやアンズ（種子）、モヤシ、ソバ、アワ

水溶性ビタミン	主な作用・効能	欠乏症状・病気
コリン	抗脂肪肝、神経機能	脂肪肝、胆石
緑葉野菜、コムギ（胚芽）、豆類、ソバ、種子、ビール、レバー		
ビタミンC	膠原繊維の合成、免疫力増強	出血、感染
カブ（葉）、キャベツ、ダイコン、トマト、ネギ、ピーマン、ホウレンソウ、レンコン、キュウリ、シソ、セロリ、タマネギ、トウガラシ、ナス、ハクサイ、パセリ、レタス、サツマイモ、ジャガイモ、海藻類、アボカド、イチゴ、イチジク、カキ（柿）、キウィフルーツ、グレープフルーツ、スイカ、パイナップル、バナナ、パパイヤ、ブドウ、ミカン、メロン、リンゴ、レモン、カキ（牡蠣）、緑茶		
ビタミンP	Cの働き強化	出血、潰瘍
トマト、ピーマン、ナス、ミカン、レモン、ソバ		
ビタミンU（キャベジン）	組織の新生、解毒、強肝	潰瘍、肝臓病
キャベツ、セロリ、パセリ、アオノリ、アスパラガス、鶏卵、牛乳		

◎ミネラル（土の中の成分＝金属元素）

	主な作用・効能	欠乏症状・病気
ナトリウム（Na）	浸透圧、酸・アルカリの調節	低血圧、労働意欲低下、疲労
キャベツ、トマト、ホウレンソウ、レタス、海藻類、塩		
塩素（Cl）	浸透圧、酸・アルカリの調節	消化障害
キャベツ、パセリ、ジャガイモ、塩		
カルシウム（Ca）	骨・歯、神経、筋肉の働き調節	骨粗しょう症、不眠、過敏、頻脈
カブ、キャベツ、トマト、人参、ネギ、ホウレンソウ、シソ、ハクサイ、パセリ、レタス、ダイズ、海藻類、イチジク、スモモ、バナナ、ブドウ、ミカン、ゴマ、アユ、イワシ、カレイ、コイ、シラス、ソバ、黒砂糖、ハチミツ、ココア、チョコレート、ビール、ヨーグルト、豆腐		
リン（P）	骨、神経、核酸の成分	骨粗しょう症、脳神経の働き低下
ゴボウ、人参、ネギ、ホウレンソウ、キュウリ、シソ、タマネギ、パセリ、レタス、ジャガイモ、海藻類、ミカン、ウニ（リン脂質）、牛乳、チーズ、鶏卵		

	主な作用・効能	欠乏症状・病気	
マグネシウム（Mg）	タンパクの合成、鎮静作用	精神不安定、心臓発作	ダイコン、トマト、ホウレンソウ、セロリ、レタス、海藻類、コメ（玄米）、コムギ（胚芽）、ブドウ、アユ、牛乳、チーズ、ココア、チョコレート、ビール
カリウム（K）	酸・アルカリの調節、利尿作用	筋力低下、心臓障害、低血糖	カブ、トマト、人参（琥珀酸カリウム塩）、ホウレンソウ、キュウリ、パセリ、レタス、サツマイモ、ジャガイモ、海藻類、キノコ類、コメ（玄米）、カキ（柿）、スイカ、スモモ、バナナ、ブドウ、ミカン、メロン、黒砂糖、ハチミツ、豆腐、ココア、チョコレート、ビール
鉄（Fe）	血色素の合成、細胞性免疫に関与	貧血、免疫力低下	カブ、キャベツ、ダイコン、ホウレンソウ、レンコン、シソ、セロリ、ハクサイ、パセリ、レタス、海藻類、コメ（玄米）、コムギ（胚芽）、ソバ、イチゴ、スモモ、ブドウ、ゴマ、イワシ、カツオ、コイ、サバ、ドジョウ、アサリ、アワビ、カニ、カキ、シジミ、牛肉、牛乳、チーズ、黒砂糖、ハチミツ、豆腐、ココア、チョコレート、赤ワイン
銅（Cu）	造血作用	貧血、白血球減少、白髪	コメ（玄米）、コムギ（胚芽）、ゴマ、キーウィフルーツ、イカ、カキ（牡蠣）

イオウ（S）	アミノ酸の合成	脱毛、湿疹、シミ	キャベツ、人参、タマネギ、パセリ、ジャガイモ
ヨード（I）	甲状腺ホルモンの原料	貧血、知的障害、成長不良	キャベツ、ホウレンソウ、海藻類、ダイズ、イワシ、カツオ、サバ、カキ（牡蠣）
亜鉛（Zn）	核酸、タンパクの合成、酵素の成分	成長不良、精力低下、味・嗅覚低下	ホウレンソウ、キャベツ、コメ（玄米）、コムギ（胚芽）、ゴマ、アユ、アサリ、イカ、カニ、カキ、タコ、鶏卵、黒砂糖、ハチミツ、豆腐、ココア、チョコレート
フッ素（F）	骨・歯の生理に関与	虫歯	人参、ニンニク、ヒマワリの種、チーズ、海水、芝エビ、煮干し、抹茶、ゼラチン
マンガン（Mn）	生殖機能、乳腺の機能	糖尿病、精力低下、消化障害	ネギ、ホウレンソウ、海藻類、アユ、カキ、牛乳、チーズ、ヨーグルト
コバルト（Co）	ビタミンB_{12}の構成成分	悪性貧血	緑葉野菜、サヤインゲン、モヤシ、干しヒジキ、カキ（牡蠣）、ハマグリ、ズワイガニ、牛乳、納豆、レバー

	主な作用・効能	欠乏症状・病気
クローム（Cr）	インスリンと共同作用	糖尿病、コレステロール上昇
海藻類、シイタケ、コメ（玄米）、コムギ（胚芽）、ソバ、アナゴ、ホタテ、牛肉、鶏肉、黒砂糖、レバー、ザーサイ		
セレン（Se）	抗酸化	早老、肝障害、発ガン
野菜全般、海藻類、シイタケ、イワシ、カツオ、カレイ、ワカサギ、ホタテ、海水		
ケイ素（Si）	皮膚・毛・骨・歯の生理作用	脱毛、シワ、爪の虚弱化
キュウリ、タマネギ、人参、ピーマン、ホウレンソウ、コメ（玄米）、ピーナッツ、イチゴ、ブドウ、リンゴ、ホタテ		

第三章

心を前向きに

●年老いても心は老いず

アメリカの詩人サミュエル・ウルマンの詩「Youth」（青春とは）は、**「前向きの心のもち方こそが、青春である」**ことを見事に表現している。

Youth

Youth is not a time of life.
It is a state of mind.
It is not a matter of rosy cheeks,
  red lips and supple knees.
It is a matter of the will,
  a quality of the imagination,

a vigor of the emotions.
It is a freshness of the deep springs of life.

（青春とは人生の一時をいうのではない。
それは心の状態をいうのだ。
青春とは、バラ色の頬、赤き唇、柔らかい膝をいうのではない。
それは、強い意志のことをいうのだ。
また、豊かな想像力、情熱の力のことをいうのである。
青春とは生命の深い泉から湧き出る新鮮さのことをいうのである）

この後に「**人は信念とともに若く、疑惑とともに老いる。希望ある限り若く、失望とともに老い朽ちる**」と続いている。

『広辞苑』の編者、新村出博士（一八七六〜一九六七）は、幼少時から病弱であったが、九〇歳まで長生きした。その座右の銘は「**年老心不老**」（**年老いても心は老いず**）であったという。

また、世界的な植物学者の牧野富太郎博士（一八六二〜一九五七）は、三歳で父を、五歳で母を亡くし、一二歳で小学校に入学するも二年で中退。もともと草花が好きだったことから、東大の植物学教室に出入りしているうちに、植物学分野では教授を凌ぐほどの、世界的な大発見を次々としたが、無学歴では教授になれず、生涯講師止まりであった。

この牧野博士が、「健康法」を聞かれた時、**「いつまでも気分を若くもて」**と答え、

わが姿　たとえ翁と見ゆるとも
心はいつも　花の真盛り

という歌を詠んだ、という。

牧野博士も九五歳の天寿を全うしたが、新村博士との共通点は「心を若くもつ」ということである。

「心を若くもつ」という前向きの気持ちは、副交感神経の働きを高めて血行をよくして心身の健康が向上する。

「もう五〇歳だ」と思うより「**まだ五〇歳だ**」と考える方が気分がいい。

アメリカ老人学の世界的権威、カムフォートは「**老化の七五％までは自己願望のあらわれである**」と述べている。

ドイツの物理学者リヒテンブルグも「**人間はだんだん年を取ってくるものだと終始考えているほど、人間を迅速に老いさせるものはない**」と喝破している。

●「ボケ」を防ぐには脳の血流をよくすること

ボケには「老化による生理的なボケ」と「病的なボケ」がある。

病的ボケは、

①**アルツハイマー病**（約七〇％）

②**脳梗塞や脳出血による脳血管障害**（約三〇％）

によって起こることがほとんどである。

他に頭蓋内に髄液がたまる「突発性正常圧水頭症」や「慢性硬膜外血腫」などが残りわ

ずかを占める。

アルツハイマー病は、約一〇〇年前に、ドイツの精神科医アルツハイマー博士が、①急速に進む認知症　②うつ　③不安状態、をもつ女性の死後、解剖したところ、脳に多くの斑点が存在することを発見し「老人斑」と命名した。

その後の研究で、脳神経細胞の周辺にアミロイドという異常タンパクが沈着して神経細胞が破壊されている様子が、確認されている。また、「記憶を受けもつ海馬とその周辺の血流不良がアルツハイマー病に見られる」こともわかっている。

脳血管障害によるボケも、脳血管障害によって脳の血流が悪くなって起こる。

脳だけではなく、胃腸、肝臓、心臓……などあらゆる臓器、器官が、血液が運んでくる種々の栄養素、水、酸素、白血球などの免疫物質、ホルモン……等々を利用してそれぞれ特有の働きをしている。

よって、血流が悪いところに、病気は発生するし、血流をよくしてあげると病気は改善に向かう。

こう考えると「生理的なボケ」も、特別な明らかな脳の病変は存在しなくても、脳動脈硬化症による脳の血行不良が原因と言ってよい。

「人は血管と共に老いる」は「脳は血管とともに老いる」と言いかえてもよい。

よって、「ボケ」を防ぐ方法は、脳の血流をよくし、脳細胞に栄養素、酸素、水分……等々を十分に供給してあげることに尽きる。

老化による生理的なボケ	病的なボケ
物忘れがひどい 他人の名前が思い出せない	家族の名前が思い出せない
海外旅行に行った先の都市名が思い出せない	海外旅行に行ったこと自体を忘れている
昨日の夕食の内容が思い出せない	昨日の夕食をとったかどうかを思い出せない
大事な商談や会議の時間を忘れる	大事な商談や会議の約束をしたことすら忘れている

老化による生理的なボケ	病的なボケ
他の人に自分の意見を述べていて、結局何が言いたいのか忘れる	他の人に自分の意見を述べていて、最後は辻褄の合わないトンチンカンなことを言ってもおかしいと思わない
今日の日付を忘れて、すぐには出てこない	全然年月の違う日付を言う

●神経幹細胞は「運動」や「遊び」で脳細胞を増殖させる

脳細胞は二〇歳を過ぎる頃から毎日一〇万個ずつ減少していくし、脳細胞は生まれた後は決して増えない。だから年を取ると「ボケる」のは当たり前と、これまでは考えられてきた。

しかし、一九九八年、アメリカ・カリフォルニアのソーク研究所のエリックソン博士が**「脳にある神経幹細胞が分裂し、脳細胞が増殖する」**ことを突きとめるという画期的な発見をした。神経幹細胞は「運動」や「遊び」によって、脳細胞を増殖させる、という。とくに、運動によって、脳にある記憶を司る「海馬」の細胞が増えることが立証された。

最近の研究で、意思の決定や行動・感情・記憶などをコントロールする脳の司令塔＝「前頭前野」の活動の衰えが、ボケ（認知症）の最大の原因であることが明らかになった。

●ボケの予防・改善に「読み」「書き」「計算をする」

ボケの予防・改善には「前頭前野」を上手に刺激することが重要である。それには、読書や日記をつける、簡単な計算（暗算や消費税の計算など）が、最も前頭前野を活性化する。
とくに**立ったまま読書をすると、座って読むより脳血流が二〇％増加する**ので、さらに効果的だという。ドイツの文豪ゲーテは立ったまま原稿を書いたことで有名であるが、この伝でいくと、電車内での立ち読みは、ボケ防止に大変効果的である。

●音楽を聴く、カラオケを歌う

音楽は脳神経、とくに記憶を司る「海馬」を刺激して、記憶力を増す。毎分六〇〜六四ビートのバロック音楽、周波数三五〇〇〜四五〇〇ヘルツの高周波の曲がベストとの由。その意味では、モーツアルト、バッハ、ビバルディが推奨される。

カラオケで歌うと、脳からβ-エンドルフィンや幸せホルモンのドーパミンが分泌され、ストレス解消、免疫力アップ、ボケ防止に効果的である。

●外国語を勉強する

新しい言語の習得は、**脳の前頭前野を強力に刺激する。**

●継続的に運動する

ウォーキング、サイクリング、ストレッチなどの軽い運動でも、脳の血流をよくして、アルツハイマー病によるボケのリスクが三分の一になるとされている。

アメリカ国立老化研究所のダラス・アンダーソン博士（認知症専門家）は、**一回一五分、週三回のウォーキングや、週一回のダンスでも十分可能と述べている。**

●手、指先を動かす

手は「**第二の脳**」といわれ、手を動かすと脳の血流もよくなる。よって、**料理する、書や絵をかく、ピアノを弾く、グーパー運動をする**……等々でも十分に効果がある。画家、彫刻家、書家、指揮者など手を使う職業の人は、何歳になっても頭脳明晰で長寿の人が多い。

●よくかむ

「そしゃく中は大脳の血流量が一〇～二〇％増加する」「入れ歯や虫歯の数が少ない人ほど大脳の働きがよい」「ガムをかみながら授業を受けると、記憶力、集中力が増す」（ドイツの心理学者・レールル教授）ことがわかっている。

アメリカのプロ野球選手が、試合中によくガムをかんでいるが、集中力を高めるための本能の仕草かもしれない。

●よく笑う、人を笑わせる

「笑う」と呼気の時間が長くなり、リラックスの神経の副交感神経がよく働いて、血行がよくなり、脳からは快感ホルモンのβ-エンドルフィンが分泌され、リンパ球も増えて、

免疫力もあがる。

アメリカ・メリーランド大学の心臓病学研究所のミラー所長は、「**大笑いすると血管の内皮細胞が拡張して、血流がよくなり、また、血栓を溶かすウロキナーゼの産生分泌がよくなる**」と発言している。笑うと、血栓症（心筋梗塞、脳梗塞）の予防になるのだ。

また、他人を笑わせようと「笑いのネタ」を考える時は、**脳の前頭葉を使うし、左脳の言語中枢も活性化される。また記憶中枢の海馬の領域の血行もよくして、ボケを防ぐ。**

若い人に「オヤジギャグ」などといわれても、駄ジャレは、おおいに頻発すべし。

●仕事をなるべく長く続ける

退職しても、新しい趣味を見つけたり、新しいことをやる。

●よく遊ぶ

アメリカの医学専門誌「老年学」に、よく遊ぶことが、アルツハイマー病の予防、悪化防止に役立つ、と発表されたことがある。

●七時間～七時間半の睡眠をとる

七時間より少ない、または、七時間半より多い睡眠時間も、ボケになりやすい、とされている。

●脳の働きを活性化する食べ物をとる

①黒砂糖、ハチミツで糖分をとる

記憶力を高めるＦＧＦ（繊維芽細胞増殖因子）は血液中の糖分（血糖）が上昇すると、その活動を増す。同じ糖分でも、ビタミン、ミネラル類を豊富に含み、老化防止にとって効果的な黒砂糖、ハチミツ、チョコレートなどをとるとよい。

②やる気を出し、精神の安定をもたらす脳内物質「セロトニン」を増やす

㋑セロトニンの原料となるトリプトファンを多く含む大豆、魚介類、小麦の胚芽をしっかりとる

㋺トリプトファンが脳内に取り込まれる時に必要なブドウ糖を黒砂糖やハチミツからとる

③脳の動きを活性化するイソフラボンをしっかりとる

大豆に含まれるイソフラボンを最低一日五〇㎎（豆腐なら半丁、納豆なら一パック）とる。

④カレーを食べる

カレーの黄色成分のウコンに含まれるクルクミン（生姜にも含まれる！）が、脳細胞へのアミロイドの沈着を抑えて、アルツハイマー病を防ぐ。

カレーを常食するインド人のアルツハイマー病の発症頻度は、アメリカ人の四分の一との由。

●コーカサスの長寿者たちの生活に学ぶ

これまで私が述べてきた「老化を防ぎ、若さを保つ」方法を実践しながら、健康で長寿の生活を満喫しているのが、コーカサスの長寿者達である。

私は、昭和五二年からこれまでに五回、コーカサス地方の長寿村を探訪した。四回は、ジョージア共和国のアブハジア自治共和国内の長寿村を、一回は、ジョージアの首都トビリシから、さらに東の奥地に入った長寿村を訪ねた。

コーカサス地方は、黒海とカスピ海にはさまれた地域で、中央を大コーカサス山脈が西北から東南に走り、ヨーロッパとアジアを分けている。この山脈の北側は北コーカサス、南側は外コーカサスと呼ばれる。外コーカサス地方には、ジョージア、アルメニア、アゼルバイジャンの三つの共和国がある。

長寿者たちと交歓し、健康診断をしたり、生活状態に関するインタビューをしたり、また現地の長寿学研究所の教授陣と学術交流をくり返した。

昭和六三年と平成元年の訪問の折は、モスクワのブヌコボ空港から、ロシアのソチ（黒海沿岸の保養地）のアドレル空港まで飛行機を使い、あとは、バスで黒海沿岸を東進して、アブハジア自治共和国のスフミへ入った。スフミからさらに、バスで北方へ進むと、四〇〇〇メートル級のコーカサス山脈の銀嶺が見えてくる。この山脈に北風をさえぎられたアブハジア自治共和国は、柑橘《かんきつ》類も収穫できるほど温暖である。

長寿者が多く住んでいる村（以下、長寿村）は、コーカサス山脈の中腹、つまり、標高一〇〇〇メートルから二〇〇〇メートルの高地にある。

この地域を四回訪問したが、二回はドリプシ村、一回はオトハラ村、もう一回はアーチャンダーラ村で調査を行なった。

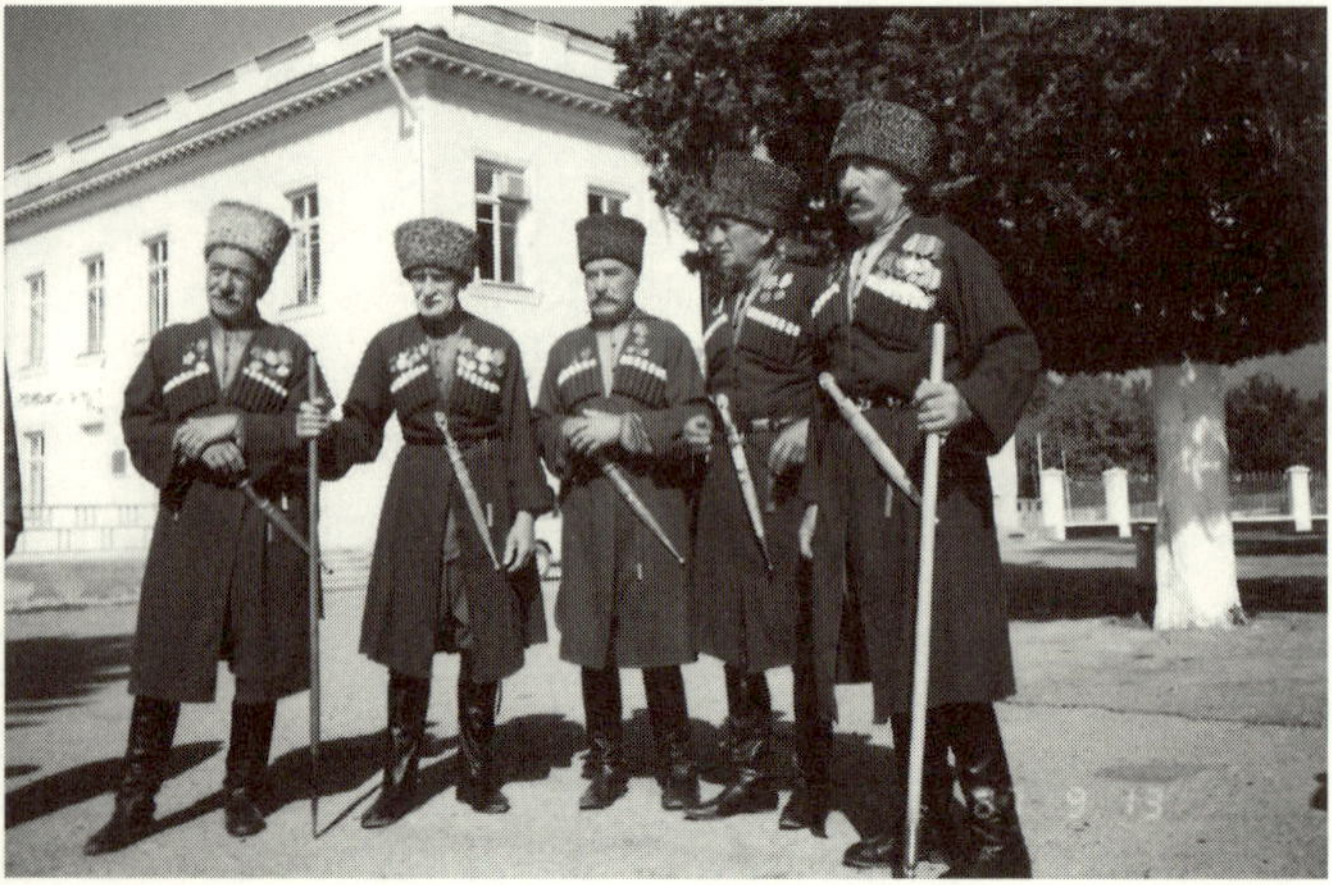

コサックの軍服姿の長寿者たち

乾杯が果てしなくつづくコーカサス地方の大宴会

村に入るときは、いつも数人の長寿者たちが、コサック兵の軍服姿で迎えてくれた。暖かい握手ぜめにあった後、集会所（公民館）のようなところで、村長さんから、われわれ一行を歓迎する口上があった。

ここの男の人たちは、話し好きというか演説好きというか、口角沫《あわ》をとばし、顔を真っ赤にしながら力んで話しまくり、来村者を最大級の賛辞で歓迎し、この村の説明やら、長寿者らの説明をしてくれる。

それが終わると、長寿者の家にみなで集まり、宴会が始まる。広い敷地に立派な石造りの家が、四、五軒建っている。ギリシャ・ローマ文明の面影が残る建物である。こうした家にだいたい四〜五世代の家族が住む大家族制が、この地域の特徴でもある。

中庭にあるブドウ棚の下にテーブルを並べ、われわれ一行と長寿者、その家族との宴会が始まる。長寿者はみな、筋骨隆々《きんこつりゅうりゅう》として、姿勢も正しく、とても一〇〇年を生きてきた人とは思えないほど若々しい。ニッコリと笑う口元からこぼれる歯が、みな白く輝いているのが大変印象的である。

宴会を始める前に乾杯。ただ、この乾杯が果てしなくつづく。自家製の赤ブドウ酒を角の形をしたグラスに入れ、それを持った腕を相手の腕とからませて乾杯するのだが、自分が飲み干してしまわないと、相手が腕を離してくれない。

「日本人を見たのは初めてだ。これからあと一〇〇回ここに来てください」「日本からはるばる来た人々のために乾杯」「アブハジアのために乾杯」「世界平和のために乾杯」「自然に感謝して乾杯」「長寿者とその子供たちのために乾杯」「今日の料理を作ってくれた女性たちのために乾杯」と、やたら乾杯がつづき、当方はもうフラフラ。

しかし一〇〇歳を超えた長寿者たちは、少し顔を赤らめている程度で、前述の大きなグラスでグイグイ飲み干して、ますます元気づいている、というのがいつもの光景である。宴会用の長テーブルの上座には長老たちが座り、あとはわれわれ訪問者、そして下座とほかのテーブルには若い人たち、といっても七〇歳代の村人たちが座る。

長寿者たちに、「長生きの秘訣は？」と尋ねると、**「若いころから、激しい労働をしてきた」**と異口同音に答える。長寿者たちと握手すると、グローブのような手をしており、その言葉の正しいことがわかる。

また、**「なるべく多くの友人をもつこと」「九〇歳以上の長寿者たちで作っている合唱団で毎日歌うこと」「友人を家に招き、または招かれて宴会をすること」「結婚式に招かれたら、一晩中、飲み、踊りあかすこと」**なども、その秘訣としてあげてくれた。**肉体労働（運動）や人と人との絆《きずな》が、いかに大切か**を如実に物語っている。

さて、肝腎《かんじん》の食事の内容について。

数百年以上も伝統的に食べ継がれた食事なので、長寿の要因として何が関係があるのかは、長寿者の口からはとくには聞けなかった。

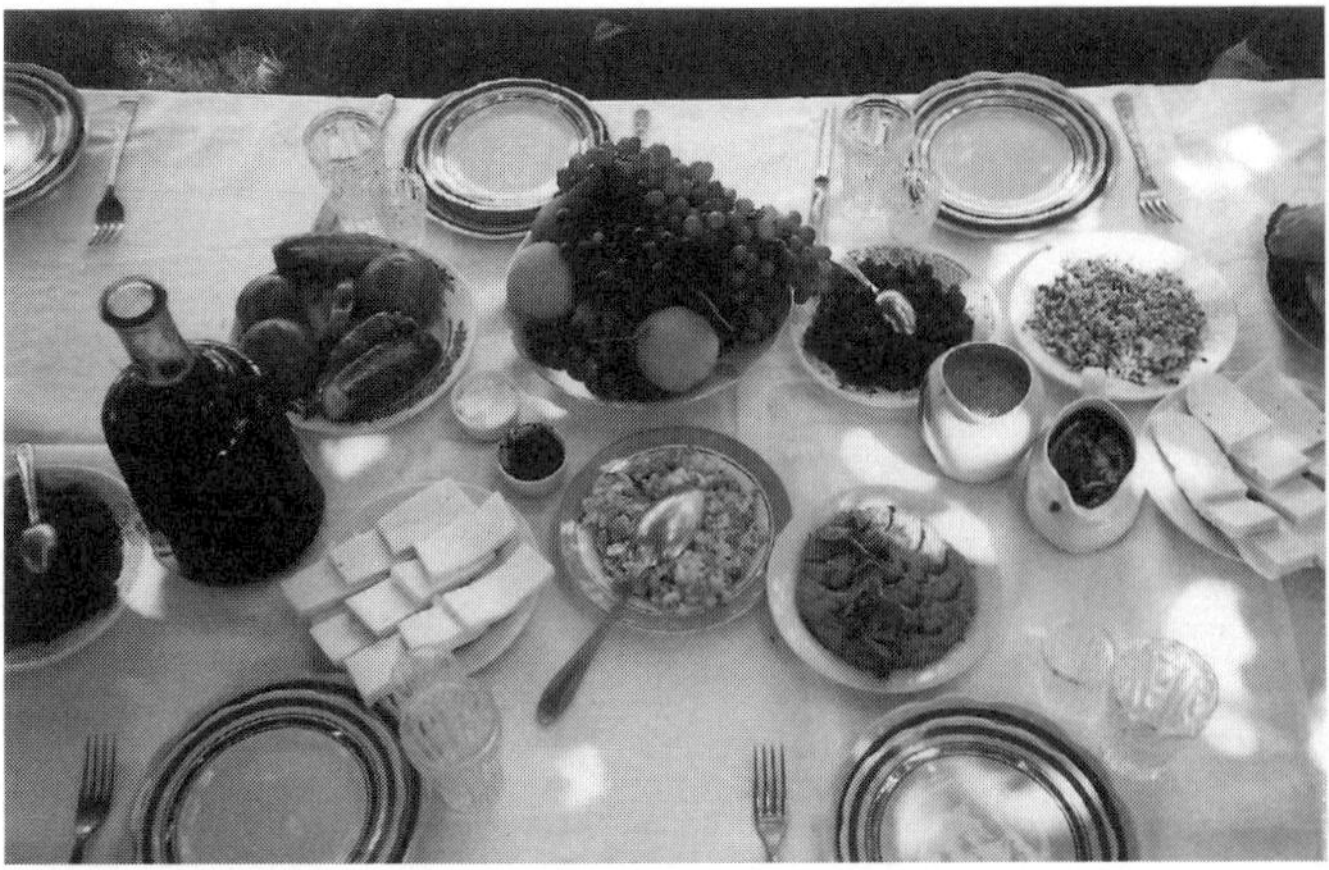
宴会に出された様々な料理

一応、**主食はママリーガ**（トウモロコシの粉から作ったお粥）、**黒パン**であるが、とくに主食と副食の区別は厳格ではなく、**ブドウ**、**リンゴ**、**ナシ**、**サクランボ**、**プラム**などのくだものが食卓に盛られ、長寿者たちは食事のはじめからくだものを食べたりしている。リンゴ、プラム、サクランボはこの地域が原産地であり、その甘さ、香ばしさは表現のしようがないほどだ。

そのほか、**塩をいっぱい含んだ硬いチーズ**、**ヨーグルト**、**採れたての野菜**（**トマト**、**キュウリほか**）、**豆類**、**野菜や豆のあえ物**、**漬け物**、それに**骨付きの羊肉**……。

調味料は、**プラムから作られた液状のものや**、有名な**アジカ**（小粒のリマ豆を何時間もかけて煮て、すりつぶし、タマネギ、コショウ、ニンニク、ザクロジュースで味付けしたもの）、**アルメニア産の岩塩**など、まさに自然食のオン・パレード。

食物は、基本的に採れたてのものを食卓に供し、冷蔵庫に保管したものは、特別のことがない限り使わない。

宴もたけなわになると、老若男女を問わず、ウクレレのような楽器の演奏にのって踊りだす。**一〇〇歳を超えた長寿者が軽快なリズムで、速いテンポで踊る**のには脱帽。このあたりにも、長寿の秘訣があるようだ。

●百寿者へのインタビューでわかった長寿の秘訣

コーカサス地方の百寿者（センテナリアン）に、長寿の秘訣について尋ねてみた。以下は、私と、百寿者たちとの一問一答である。

（一〇〇歳以上の老人に限定して）

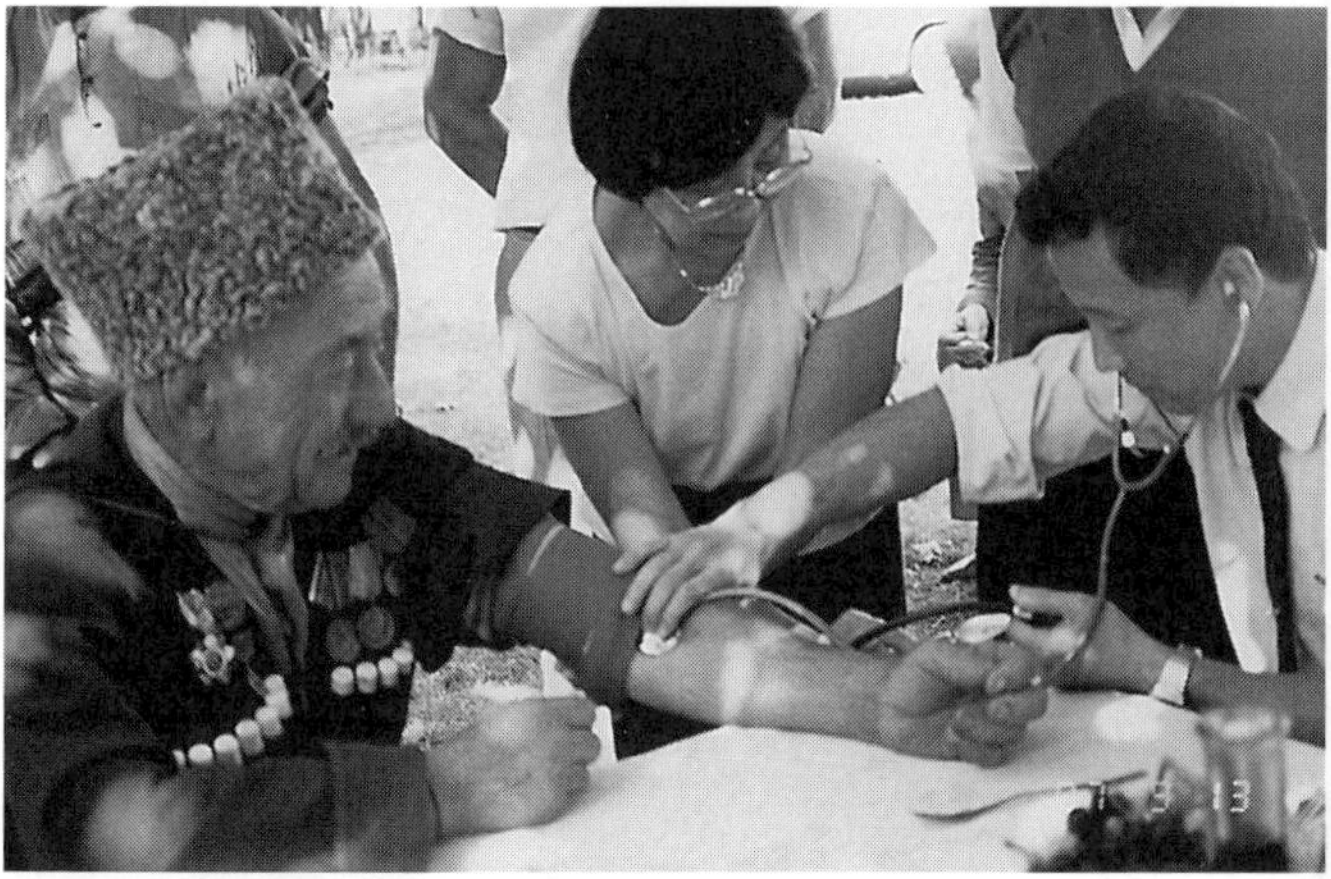

百寿者を診察する著者

著者　睡眠時間や、夕食の時間、就寝の時間は？

百寿者　**夜一〇時から朝六時までが平均睡眠時間です。夕食は八時ごろ**です。**昼食は二時ごろ**食べ、その後一～二時間寝ることもあります。

著者　一日の労働時間は？

百寿者　**夏は八時間くらいです。**冬は農作業はほとんどないので、干しブドウを作ったり、ワインを造ったり、タバコを作ったりします。

著者　何かスポーツをやっていますか。

百寿者　馬に乗ったレースをやることはありますが、日ごろ、一日中激しく働いているので、とくに日常スポーツをやるとか、レクリエーションを特別にやるとかいうことはありません。

著者　ある年齢になると隠居しますか。

百寿者　**隠居はありません。**とにかく、**毎日、死ぬまで働くだけです。**

著者　風呂やシャワーは毎日使いますか。

百寿者　**シャワーは毎日浴びます。**夏は仕事が終わると小川で泳ぎ、体をきれいにします。

著者　男性と女性の生殖能力（子供をつくる能力）はいくつくらいまでありますか。

百寿者　**八〇歳で子供を三人つくった男性もいます。女性は六五歳くらいまで子供を産めます。**

著者　多産の人は長命ですか。

百寿者　確かにそうです。

著者　食事ではどんなものが好きですか。

百寿者　**チーズ、ヨーグルトは毎日食べますし、主食はママリーガです。**夕食で作ったママリーガは、翌朝フライにして食べます。**ワインは毎食グラス二杯くらい飲みます。肉は毎日食べますが、多くとりません。野菜、くだものは毎日食べま**

す。

著者　一般に大食ですか、少食ですか。

百寿者　**腹いっぱいになるほどたくさんは食べません。**

著者　野菜はどんなものを食べますか。

百寿者　**ニンニク、キャベツ、タマネギ、人参**などをよく食べますが、**とくにニンニクとタマネギは毎日食べます。**

著者　くだものは冬もあるのですか。

百寿者　冬は、保存したくだもの、**つまりドライフルーツなどを食べます。**

著者　調味料はどんなものを使いますか。

百寿者　**酢、自然塩、アジカ**などです。砂糖は使いませんが、**代わりにハチミツを使います。**

著者　酒やタバコはどうですか。

百寿者　**タバコはほとんど吸いません。酒はワインを毎食飲み、**これは、男も女も同じです。

著者　いわゆる栄養に対する知識はありますか。つまり、カロリー、タンパク質、脂質、ビタミンなどの……。

百寿者　長寿者にはそういった知識はまったくありません。

著者　日本では「病気をしたら栄養をつけなければいけない」というのが常識として通っていますが、こちらではどうですか。

百寿者　**病気をしたらベッドで横になり、安静にしてあまり食べません。とくに肉は食べず、ハチミツやマツオニ（ヨーグルト）、ナドヒ（ヨーグルトの上澄み）などを少しとり、回復を待ちます。**

著者　お茶は常用していますか。

百寿者　**薬草をお茶にして、食事のときやティータイムに飲みます。**また、紅茶も飲みます。紅茶を淹《い》れるとき、薬草を混ぜるようにしています。

著者　薬草は常用していますか。

百寿者　**薬草は必ず食卓に供して食べるようにしています。**今でこそ、病気になると病院を訪れますが、昔は薬草だけで治していました。**今でも傷の手当てや簡単な病気は、薬草を使って自分で治します。**

著者　農薬や肥料は化学剤を使っていますか。

百寿者　**農薬は使いません。**白ブドウに時々かけることはありますが、**肥料は牛の糞を**用いています。

●大切なのは食事と毎日の仕事、そして楽しい暮らし

アブハジア自治共和国の首都スフミの長寿学研究所のゴゴギア教授や、ジョージアの首都トビリシの長寿学研究所のダラキシリビ教授のところには、何回も訪れ、長寿学に関する講義を拝聴したり、ディスカッションも重ねた。それを要約すると以下のようになる。

両教授によると、長寿の要因として、遺伝的要因、環境的要因（日照量、水質、気候風土）、社会的要因（社会や子供たちとの関わり）なども、もちろん関与しているが、**一番大切なのは、食べ物である。**

こうした長寿地域の人々の一日の平均的メニューを次に紹介する。

朝食＝チーズ、ヨーグルト、豆、サラダ、薬草茶

昼食＝ワイン、くだもの、ママリーガ、牛肉（時々）、豆の煮物、チーズ、漬け物、サラダ、紅茶か薬草茶（昼食が一番ボリュームあり）
夕食＝チーズ、ヨーグルト、くだものなどが中心で、非常に少量

長寿者たちは農作業や牧畜などでかなりの重労働をしているが、**全体的な食事の量は少なく（二〇〇〇キロカロリー以下）、決して満腹になるまでは食べない。**だから、**太った長寿者には会ったことがない。**

コーカサス地方の長寿者たちの長寿に一番貢献している食べ物は、**チーズ、ナドヒ、マツオニなどの乳製品で、これらは整腸作用に優れている。**

つまり、炎症や、腫瘍《かいよう》発生の要因になる大腸菌やクレブシエラなどの悪玉菌を減少させ、**腸内の免疫細胞を刺激して、免疫力を促進し、さらにビフィズス菌や乳酸菌などの増殖を促す。**

野菜やくだものは、採れたてやもぎたての新鮮なものを常に摂取している。ジョージアでは、バナナ、パイナップル以外のくだものはすべて採れ、とくに**リンゴ、プラム、サク**

ランボの原産地であるので、これらはとくに旨い。

プラムを多食するが、プラムにはカリウムが多く含まれているので、長寿者に心臓病が少ない一つの理由と思われる。

冬は、こうしたくだものをドライフルーツにして食べる。くだものの健康に資《し》するところは大である。

肉は牛肉を週一～二回、昼食時に一〇〇～一五〇グラムとる程度で、焼肉は食べず、ボイルして脂肪をとり除いた肉を食べる。魚は週一回程度で、マスなどの川魚が主である。

サラダやお茶として使われるハーブ（薬草）は、主に、シソ科やセリ科の植物で、抗動脈硬化作用や抗血栓作用があり、脳卒中や心筋梗塞《こうそく》の予防に役立つ。このハーブティーや紅茶には、ハチミツかドライフルーツを入れ、砂糖は用いない。

ワインは自家製の赤ワインを、主に昼食時に一五〇～二〇〇ミリリットル飲む。

塩は、脳卒中、高血圧、心臓病の原因として悪者扱いされているが、「塩を体内で利用し排泄させる」という循環が悪くなって、塩が体内に余剰に残存すると、こうした病気の原因になるのである。

野菜やくだものをたくさんとって、つまりそれに含まれるカリウムによって塩分を尿として十分に排泄したり、労働によってたっぷりと発汗し、塩分を捨てるとなんら問題はない。塩分を悪者にしてはいけない。毎日多食しているチーズにも塩がたくさん入っており、塩からいが、長寿者たちは元気である。

ほかに長寿の原因としてあげられることは、**長寿者たちはみな、働き者であるということである。**怠けている長寿者たちを見たことはない。しかし、**働きすぎるということもない。毎日同じ量の仕事をしている。**

また、コーカサス地方では、**伝統的に老人を尊敬し、大切にする、**という点も長寿の要因であろう。老人に一番よい席、一番よい食事を与えるし、車や冷蔵庫を買うときも、長老に相談する。

大家族制のもと大勢の人々と**毎日を楽しく暮らし、気持ちのうえでいつも「喜んでい**

る」ので長生きしているといえる。他人をうらやんだりしないし、独り者もいない。

以上が、両教授が長年の研究の結果得た長寿、健康の秘訣である。

●日本の長寿者たちの生活

旧聞に属するが、東北大学医学部教授だった近藤正二医学博士が、数十年にわたり日本全国津々浦々を調査してまわられて、一九七〇年代までに次々と発表された研究結果を、かいつまんで以下に述べてみる。

●「米どころは短命な地域が多い。その理由として、米飯はおいしいので、どうしても過食する傾向にある」

●「石川県能美市の旧久常村《ひさつね》では、七〇歳以上の男性は同じ女性の三分の一しかいないので、種々調べてみたところ、〝野菜は女の食べ物で、男が食べると笑われる〟ということがわかり、男性の野菜摂取量が少ないことが原因と判明」

●「石川県の輪島の海女《あま》は短命であるが、三重県の志摩の海女は非常に長生きである。輪島の海女は肉好きで、肉と魚介類を中心に白米をたっぷり食べる。志摩の海女は魚介類のほか、ワカメを毎日多食し、畑も耕して大豆を作り、大豆やゴマを常食している」

●「三重県の熊野灘に面した海岸に『○○竈《かま》』とつく集落と『××浦』とつく集落が、ほぼ隣り合わせに散在しており、前者には長寿者が多く、後者には少ない。『○○竈』は平家の落人《おちうど》の末裔で、先住の漁民である『××浦』の人々と入村の際、磯のものの漁はしてよいが、漁業はしていけない旨の約束を交わしたため、前者は畑作物と海藻、磯のもの（魚介類）を常食として健康長寿であり、後者は魚と米を多食し短命である」

●「岩手県の有芸《うげい》村では豆腐を『山の魚』といって多食するため長寿者が多く、山梨県の鳴沢村でも、魚、肉を食べずに、味噌料理を三食ともに食べるので、長寿者が多い」

近藤正二教授の「長寿村・短命村」の条件をまとめると、

(1)米の偏食、大食の村は長寿者が少ない
(2)野菜不足で、魚を大食する村は長寿者が少ない
(3)長寿村では、必ず野菜も十分に常食している
(4)海藻常食のところは、脳卒中が少なく、長寿者が多い

そのほか、

(5) **気候が厳しいほうが長寿者が多い**

(6) **労働がきついほうが長寿者が多い**

(7) **ストレスが少ないほうが長寿者が多い**

があげられる。

これまで私が述べた点と違うのが(2)の「野菜不足で、魚を大食する村は長寿者が少ない」である。しかし、「海藻や野菜、大豆類を併せて十分に摂取したとき」という条件をつけると、魚が健康・長寿に役立つと言ってよいようだ。

●世界的な長寿学者の結論

半世紀にわたって「長寿」を研究してきた長寿学の世界的な権威者のランカスター大学のカレー・クーパー博士やハーバード大学のトーマス・パールス博士らが、「こうすれば、一〇〇歳まで生きられる」と題して、英国の専門誌『New Scientist（新しい科学者）』に発表した「長寿・一〇か条」を次に掲げる。

長寿・一〇か条

(1)毒もうまく使えば最大一五年間寿命を延ばせる

毒とは、エックス線（放射線）、アルコール、日光を指している。

(2)精神状態を安定させる

幸福な結婚生活と家庭は長寿にとって極めて大切。結婚している男性は七年、女性は二年、結婚していない男女に比べて長生きできる。

(3)長生きする環境、とくに「温暖な気候」の地域

(4)長からず、短からずの睡眠、ワインやチョコレートも長生きの要因

(5)頭を絶えず使う

(6)病気になる前に予防する

(7)「食物は薬である」という考えをもつ

(8)楽しいこと、趣味に没頭する

(9)新しい方法、様式、技術を忌避しないで積極的にとり入れる
⑽常に「笑い」を忘れない

著者解説
(1)体に有害と思われる「毒」も、少量なら、免疫力をあげ健康を増進させる（ホルミーシス効果）という理論は一九七〇年、アメリカのミズーリ大学のラッキー教授によって証明されている。
(4)ワインやチョコレートには、ポリフェノールが大量に含まれている。
その他は、本著で述べてきたことと、ほぼ符号する。

老いるほど若く見える健康法

著　者　石原結實
発行者　真船美保子
発行所　KK ロングセラーズ
東京都新宿区高田馬場 2-1-2　〒 169-0075
電話（03）3204-5161（代）　振替　00120-7-145737
http://www.kklong.co.jp

印　刷　暁印刷　　　製　本　難波製本
落丁・乱丁はお取り替えいたします。※定価と発行日はカバーに表示してあります。
ISBN978-4-8454-5014-5　C0247　　Printed In Japan 2017